P. GANDY

MÉDECIN CHEF DE L'HOPITAL BÉNÉVOLE

THÉRAPEUTIQUE DE GUERRE

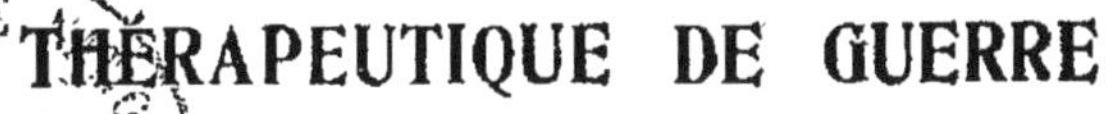

PETIT GUIDE FORMULAIRE

DU

Médecin Mobilisé

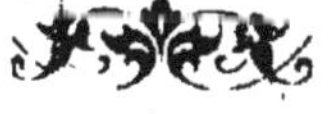

PARIS

A. MALOINE ET FILS, ÉDITEURS

27, RUE DE L'ÉCOLE-DE-MÉDECINE, 27

1916

THÉRAPEUTIQUE DE GUERRE

THÉRAPEUTIQUE DE GUERRE

PETIT GUIDE FORMULAIRE

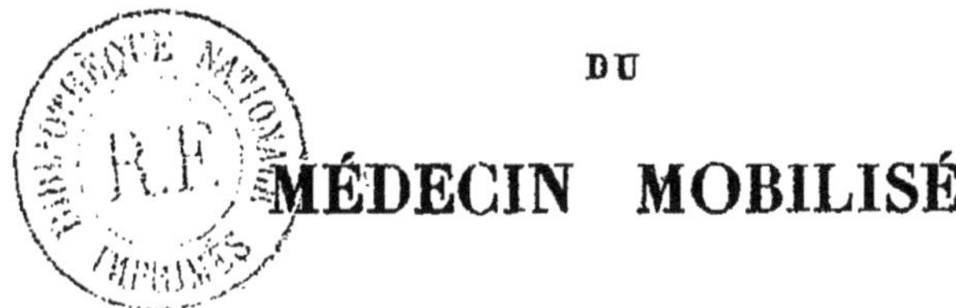

DU

MÉDECIN MOBILISÉ

MÉTHODES ET FORMULES DE TRAITEMENT

PAR LE

Docteur GANDY

Médecin-chef de l'Hôpital bénévole, N°

A. MALOINE ET FILS, ÉDITEURS

27, RUE DE L'ÉCOLE-DE-MÉDECINE, 27

PARIS 1916

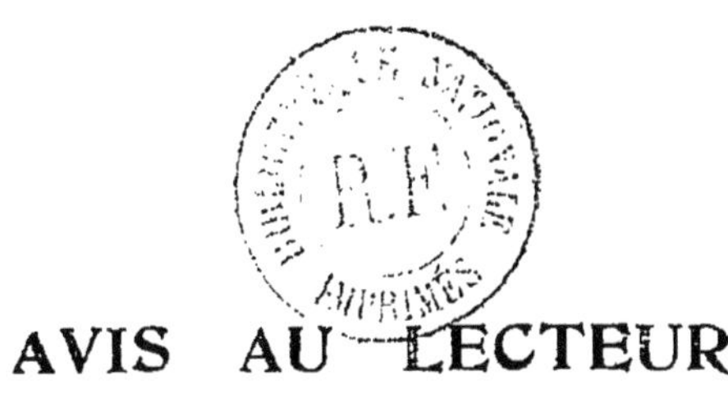

AVIS AU LECTEUR

L'auteur du Petit Guide formulaire s'étant rendu compte par une expérience de dix-sept mois combien il est parfois difficile de mettre la main sur les renseignements thérapeutiques dont on a besoin, s'est proposé de réunir ici un certain nombre de méthodes, formules et procédés déjà employés ou susceptibles d'être employés dans les formations sanitaires.

Par son objet et sa destination, ce petit travail est forcément très limité ; limité, d'une part, aux blessures de guerre et aux principales affections traitées chez les soldats ; limité, d'autre part, aux traitements les plus récents et les plus actuels.

L'auteur a, en outre, cru devoir écarter de son programme la grande chirurgie, les fractures, les appareils plâtrés, et les diverses spécialités (1).

1. La Maison A. Maloine et fils a édité *l'Orthopédie de guerre*

Tel qu'il est, réduit à ces proportions modestes, ce petit livre espère cependant rendre quelques services aux médecins qui soignent les militaires malades ou blessés.

du Dr Calot, *Mécanothérapie de guerre*, du Dr Privat, le *Traitement chirurgical des plaies de guerre* du Dr Marion, *l'Électrothérapie de guerre* du Dr Legros et *la Kynésithérapie de guerre* du Dr Kouindjy, que les noms de leurs auteurs suffisent à recommander.

THÉRAPEUTIQUE DE GUERRE

CHAPITRE PREMIER

Plaies de guerre

I. — TRAITEMENT ASEPTIQUE

Le médecin qui se trouve en présence d'une plaie de guerre doit toujours avoir présent à l'esprit cet aphorisme du professeur Pozzi : « Aux plaies aseptiques, l'asepsie ; aux plaies antiseptiques, l'antisepsie ».

Il existe des plaies aseptiques. Le 13 octobre 1914, M. Lucien Picqué disait à l'Académie de Médecine que sur 54 blessés, 24 étaient arrivés dans un état absolu d'asepsie.

Les cas aseptiques sont en général des plaies des membres produites par des balles de fusil, avec ou sans fractures.

S'il y a deux orifices (plaie en séton), le cas est simple, l'abstention la plus rigoureuse s'impose, on applique un pansement aseptique, très rarement renouvelé. Il s'agit, en effet, de préserver, sans retard, la blessure de toute atteinte nocive, du froid, des contacts dangereux.

S'il n'y a qu'un orifice, si le projectile est resté dans les membres, M. PICQUÉ, croit avec M. DELORME, qu'il faut la plupart du temps s'abstenir de la recherche préventive des corps étrangers métalliques, car le plus souvent cette recherche est inutile.

Le Dr TÉMOIN, de Bourges, s'inspire de la même tactique. Il laisse les balles tranquilles, il juge inutile de provoquer de la suppuration. On sera à temps plus tard d'intervenir, si c'est nécessaire ou utile. Il a vu des plaies non seulement des membres, mais du thorax et de l'abdomen (plaies obliques ou transversales) guérir avec un simple pansement aseptique.

M. Roland SOREL, partisan, lui aussi, du minimum d'intervention, conseille une simple gaze permettant au soleil et à l'air d'exercer leur action bienfaisante. Il prétend traiter les blessés comme des phtisiques, par la cure d'air.

Il va sans dire que les pièces du pansement doivent être rigoureusement stérilisées et qu'il ne faut toucher la plaie qu'avec un instrument flambé ou un doigt de gant stérilisé.

M. le médecin-inspecteur CHAVANNES n'a pas craint, à cet égard, d'entrer dans de minutieuses recommandations : ne pas déposer les instruments sur des meubles suspects, ne pas laisser ouvertes les boîtes des pansements, tenir la salle dans un état de propreté rigoureuse, etc. (Instruction sur *le Traitement des plaies par armes à feu*).

II. — TRAITEMENT ANTISEPTIQUE

Trop souvent on aura affaire à des plaies infectées soit par le projectile lui-même (éclat d'obus), ou par les débris de vêtements, ou les particules de terre souillées qu'ils entraînent, soit par suite de conditions fâcheuses d'ambiance et de transport, soit surtout parce que le blessé n'a pas été assez tôt pansé. L'affaiblissement physique et la dépression morale favorisent le processus d'infection.

Si l'infection est tout à fait au début, et il y a des cas où il faut la dépister, on a beaucoup de chance de l'enrayer par un bon nettoyage où l'antisepsie s'associera à quelques manœuvres opératoires indispensables.

A quel antiseptique donnera-t-on la préférence ? Les avis sont partagés.

Au début de la guerre, on a usé et abusé de la teinture d'iode. L'eau oxygénée, moins offensive, mais pas toujours efficace, à ses nombreux partisans.

Le permanganate de potasse au 1/1000, l'acide phénique au 2/100, l'éther, l'alcool, le sublimé (1/4 à 1/1000, donnent aux uns des succès, aux autres des mécomptes. Il est vrai que c'est souvent question d'espèce. Dans un mémoire lu récemment à l'Académie des Sciences CAZIN et KRONGOLD ont fait connaître l'activité de divers antiseptiques sur telle ou telle espèce microbienne,

La solution de nitrate d'argent à 1/200.000 (méthode de DANYSH) réussit admirablement contre le bacille pyocyanique et les staphylocoques ; l'eau de Javel, à 15/00, agit efficacement dans les plaies infectées par les anaérobies, le sérum de VALLÉE (voir plus loin) est recommandé dans les suppurations à staphylocoque où les hypochlorites se montrent impuissants (1).

En dehors des cas, en nombre restreint, justiciables d'un produit spécifique, on pourra se guider, pour le choix d'un antiseptique, sur des avantages faciles à apprécier ; on cherchera un agent qui n'ait pas une odeur repoussante, qui ne tache ni les pièces du pansement, ni les vêtements du malade, qui ne soit pas colorant, qui ne laisse pas de trace sur le linge ; qui n'altère pas les instruments. On demandera surtout à l'antiseptique d'agir énergiquement contre les éléments microbiens et d'être inoffensif pour les organes du malade.

D'après un rapport présenté par le Dr BOUFFÉ à l'Académie des Sciences (juillet 1915), l'aniodol (triméthanal combiné avec un dérivé de la série allylique dans une glycérine spécialement distillée), l'aniodol possèderait quelques-uns de ces avantages. Au titre de 1/4.000 il serait efficace contre le staphylocoque, le bacillus subtilis, le pyocianique, etc... Il serait polyvalent, ni caustique, ni tonique, et désodorisant.

Les pansements humides sont moins en faveur qu'autrefois. QUÉNU et CHAPUT n'en veulent point et préconisent les antiseptiques secs, QUÉNU, la poudre de quinquina, CHAPUT, le peroxyde de zinc et l'iodoforme.

Tout système a ses avantages et ses inconvénients. Si on reproche avec raison aux pansements humides de macérer les plaies au détriment de la vitalité des

1. Le formol et le sulfate de cuivre 5 0/0 sont spécifiques dans les plaies infectées par les mycoses (ROUYER et PÉLISSIER).

tissus, les pansements secs ont le tort d'adhérer tellement aux plaies qu'il est très difficile de les en séparer sans provoquer un écoulement sanguin et sans déchirer les tissus de nouvelle formation.

On a cherché à remédier à cet état de choses, soit en mouillant le pansement, pratique condamnée par plusieurs chirurgiens, soit en employant des compresses fenestrées, soit en fronçant la gaze qu'on applique. Il faut moins compter sur ces demi-mesures, que sur l'adresse et la patience des médecins et des infirmiers.

Avec les pommades si usitées autrefois, on n'avait pas à redouter d'arracher les pansements. La pommade de Reclus s'emploie utilement dans certains cas, lorsqu'on veut obtenir une épidermisation rapide sur une surface assez étendue.

Dans les plaies atones à cicatrisation trop lente, l'ichtyol en pommade au 1/10 a donné de bons résultats.

La pommade de collargol à 15/0 ne doit pas être mise sur le plaie : mais, étendue sur les téguments au début d'une lymphangite ou d'un érysipèle, elle peut enrayer ou limiter l'inflammation.

Presque toujours le traitement antiseptique s'accompagne ou se complète d'une intervention chirurgicale. Nous n'avons à nous occuper ici que des interventions légères.

Il faut tout d'abord explorer la plaie avec soin. Le regard, l'odorat, le doigt ganté ou la sonde cannelée renseigneront le praticien. Ne pas craindre d'arroser la plaie avec de l'eau bouillie ou modérément antiseptique pour la nettoyer ; enlever les caillots de sang, les croûtelles, les exsudats.

Des bords mâchés, un suintement séreux, une couleur

blafarde, des signes généraux de fièvre, malaise, langue sale, etc. serviront à dépister l'infection. Si l'on soupçonne une collection purulente, une foyer septique, le doigt ou la sonde suffiront parfois à les découvrir et à leur ouvrir une issue.

Quelquefois la pression à distance, un changement de position, une contraction musculaire faciliteront l'évacuation. Au besoin, on aura recours au bistouri et l'on débridera, mettant à jour le cul-de sac et les diverticulums, et pratiquant des contre-ouvertures là où c'est nécessaire.

Pour prévenir la gangrène ou le tétanos, tous les trajets à orifice unique, tant soit peu suspects, surtout les plaies par instruments piquants souillés (clous, baïonnettes, etc.), doivent être soigneusement explorés, et, dans le doute, incisés, puis grattés et bourrés de mèches antiseptiques.

De même les plaies profondes et anfractueuses, principalement à la main et au pied.

Un bon drainage confirmera et continuera ces procédés de désinfection.

Mentionnons à ce propos la puissance désinfectante de l'air chaud, à 7 ou 800 degrés, dont M. Quénu fait un large usage. Quand il se trouve en présence d'une plaie à bords évasés, d'où s'échappent quelques bulles de gaz, d'où suinte un liquide louche, parfois noirâtre, fétide, il n'hésite pas, après les débridements nécessaires, surtout si les muscles sont atteints, à diriger sur ces tissus un courant d'air hyperthermique au moyen de l'appareil de Gaiffe. Il aseptise ainsi les parties organiques qui doivent être extirpées et il transforme, si elle existe déjà, la gangrène humide en gangrène sèche (Voir plus loin gangrène gazeuse).

La calcination n'atteint que la couche superficielle, les premiers plans. Employé avec précaution, par une main exercée, ce puissant moyen d'assainissement n'a jamais occasionné d'accidents. Les éléments organiques atteints par le calorique se détachent comme une pellicule, sans entraîner d'hémoragie ni de sphacèle inquiétant.

Dans les plaies moins infectées, mais lentes à se réparer, M. Chaput a recours à l'insolation électrique par les lampes à incandescence.

Méthodes particulières. — Méthode Carrel. — Sous le titre : *Traitement abortif de l'infection des plaies*, MM. Tuffier et Pozzi ont successivement exposé, à l'Académie de Médecine la méthode de traitement préconisé par MM. Carrel et Dakin.

L'antisepsie précoce est une condition essentielle de succès. Au poste de secours, la peau du blessé est désinfectée au pétrole ou à la teinture d'iode, et une compresse imbibée de liquide Dakin est appliquée sur la plaie. Lame de coton cardé par-dessus ; bande non serrée.

A l'ambulance, distante de 4 à 10 kilomètres, dans les douze premières heures, on procède à une exploration complète et à un nettoyage radical : extraction, de préférence avec le doigt ganté, des corps étrangers, débridements indispensables, etc...

C'est le moment de recourir au liquide Dakin proposé comme étant à la fois le plus bactéricide et le moins irritant des antiseptiques connus.

On l'emploie sans le chauffer. On l'injecte au moyen d'une seringue ou d'une poire de caoutchouc, ou d'un compte-gouttes. Il faut qu'il pénètre dans toutes les anfractuosités de la plaie. Il faut aussi qu'il y soit renouvelé, car il s'altère et se détruit au contact des matières protéiques. Pour l'instiller dans les tissus, on se sert de tubes de caoutchouc de 6 millimètres environ de diamètre, percés d'un seul trou à 1/2 centimètre d'une des extrémités, et de tubes de différentes longueur percés de trous et habillés de tissus éponge. L'éponge a pour effet de retenir le liquide dans la plaie.

Combler la cavité avec de la gaze.

Avant de terminer le pansement, on injecte du liquide dans les tubes et on s'assure qu'il pénètre librement.

On recouvre le tout d'une couche de coton non absorbant à travers lequel passent les tubes conducteurs du liquide Dakin.

Cette instillation se renouvelle toutes les heures ou deux heures, sans interruption.

On attend pour rapprocher les lèvres de la plaie que l'examen bactériologique soit négatif.

Les partisans de cette méthode rapportent des faits concluants, contrôlés par le laboratoire.

D'après eux, cette méthode permet de stériliser complètement des plaies infectées et de les réunir, et de prévenir ainsi les plus redoutables complications.

Ces conclusions ont trouvé des contradicteurs à l'Académie de Médecine. MM. Dastre, Quenu, Bazy, Pinard, sans contester les bons résultats obtenus par M. Carrel et ses collaborateurs, ont cru pouvoir les attribuer à d'autres causes qu'à la prétendue supériorité du liquide Dakin. Ils y voient surtout les heureux effets d'une désinfection précoce des plaies,

L'imbibition ou irrigation constante de la plaie est diversement appréciée ; les uns estiment qu'elle sert à balayer et à éliminer les produits septiques, les autres se rangent à l'opinion d'un grand nombre de chirurgiens qui désapprouvent le pansement humide.

Avec un liquide différent, M. Dupuy de Frenelles use d'un procédé assez semblable, qu'il a fait connaître à la Réunion médicale de la VIe armée.

Après avoir opéré les débridements nécessaires et extrait les corps étrangers des blessures manifestement septiques (symptômes de gangrène, fétidité, etc.), il y introduit un drain perforé dont l'extrémité profonde plonge au fond de la plaie et dont le bout superficiel émerge au-dessus du pansement. Par l'ouverture extérieure, qui est habituellement recouverte d'une compresse ouatée, il injecte toutes les deux heures 5 à 10 centimètres cubes d'une solution d'alcool-éther additionné d'iode ou de formol (plaies hyperseptiques), ou de camphre (chez les blessés déprimés ou sidérés).

Ce traitement assure une sorte de drainage continu qui empêche les sécrétions de la plaie de s'accumuler et qui la maintient « dans un bain à la fois tonique, stimulant et antiseptique ».

Les pansements n'ont pas besoin d'être souvent renouvelés.

C'est d'après M. Dupuy, une excellente méthode pour prévenir la gangrène gazeuse.

Soufre précipité ou lavé. — Le Dr Artbuthnot Lane, de Londres, et le médecin militaire russe L. A. Kharitanoff ont recommandé, l'un un mélange de glycérine et de soufre, l'autre, la poudre de soufre précipité sur la plaie. Le Dr J. de Rez-Pailhade, qui a fait connaître en France ce traitement, fait valoir la double action de ce métalloïde, destructeur des germes nocifs par la production d'hydrogène sulfuré et excitateur chimique des tissus organiques.

Il conseille de mettre un petit paquet de fleur de soufre dans le pansement remis à chaque soldat.

III. — TRAITEMENT PHYSIOLOGIQUE

Dastre, Wright et tous les partisans du traitement physiologique ou biologique des plaies reprochent à l'antisepsie chirurgicale son impuissance contre les processus microbiens, quand elle est pratiquée à dose modérée ; sa nocivité à l'égard de l'organisme, quand on emploie de fortes doses. Ils estiment qu'il est plus sage et plus pratique à la fois de mettre en jeu les forces naturelles de l'organisme pour repousser l'envahisseur, et ils cherchent les meilleurs moyens de stimuler la vitalité des tissus et l'activité des processus de défense, notamment de la phagocytose.

La solution physiologique de chlorure de sodium stérilisée à 7,50 0/0 est d'un usage courant. Wright, y ajoute du nitrate de soude.

Plus active et plus particulièrement indiquée dans certains cas rebelles, est la solution chlorurée sodique à un titre élevé (70 0/0). On l'a vu avoir raison de suppurations intarissables.

Des sérums artificiels plus complexes ont été proposés et recommandés. Tous peuvent revendiquer des succès.

Notons, parmi les derniers proposés et recommandés le sérum de RINGER-LOCKE.

MM. PIERRE DELBET et KARAJANOPOULO, ont fait connaître à l'Académie de médecine (7 septembre 1915), une solution de chlorure de magnésium anhydre, à 12, 1 0/0, qui accroît dans des proportions énormes la puissance phagocytaire des globules blancs. Des recherches de laboratoire confirmées par des expériences sur l'animal ont démontré que cet accroissement est de 333 0/0.

Cette solution, nullement toxique, peut-être employée en pansement et en injections sous-cutanées. Elle a permis de conserver au soldat un membre inférieur qui allait être amputé (PIERRE DELBET), et déjà ROSEMBLITH avait communiqué des guérisons de plaies gangréneuses obtenues par la même solution.

Lorsque les blessés sont affaiblis par des hémorragies abondantes, le sérum de cheval ou hémostyl semble tout particulièrement indiqué. On l'emploie soit localement, soit comme remontant (voie buccale ou hypodermique).

Ces moyens et d'autres semblables ont été justement comparés à des armées alliées qu'on peut introduire dans la place sans avoir à craindre qu'elles tirent sur les troupes chargées de la défendre. Non seulement, ils respectent les tissus vivants, mais en exaltant la résistance de l'organisme ils déterminent la victoire là où la chimie trop souvent est réduite à l'impuissance.

IV. — MÉTHODE BACTÉRIOLOGIQUE

Avec les vaccins et les sérums naturels, ce n'est plus

seulement la résistance organique qu'on utilise, ce ne sont plus seulement les globules blancs que l'on mobilise pour la lutte, — c'est l'organisme lui-même, qui, sous l'influence du vaccin, sécrète des substances (anticorps) qui rendent vaine l'offensive microbienne. L'immunité obtenue ainsi par l'organisme est dite active, quand elle est le résultat de la vaccination. Cette immunité n'est effectuée qu'après un certain délai.

Quand il y a urgence, quand la plaie est envahie, on s'adresse au sérum d'un animal déjà immunise, c'est l'immunité passive. Le sérum agit alors comme antidote.

Nous n'avons à nous occuper que des vaccins et des sérums qui intéressent les blessés.

Wrihgt emploie, contre les infections streptococciques et staphylococciques, un vaccin de son invention, l'*antisepsis vaccine* : et contre le bacille de Walech et le protéus, l'*antigangrenous vaccine*.

Le Dr Courtin, déclare s'être bien trouvé des préparations de Wrihgt dans son service de santé de Bordeaux (hôpital temporaire du Grand-Lebrun).

Dans le même ordre d'idées, on a recommandé les auto-vaccins de Danysz, dans les clapiers infectés de pyocianique, quand la suppuration persistante épuise le patient. On injecte sept ou huit fois un centimètre cube de l'auto-vaccin.

MM. Leclainche et Vallée, ont fait connaître à l'Académie de Médecine, en 1912, un sérum qui contient les anticorps correspondants aux agents des diverses inflammations et suppurations : multiples races ou variétés de staphylocoque, de streptocoque, de colibacille, de pyocyanique, de protéus, et aussi aux agents anaérobies, vibrion septique et bacillus perfringens.

L'application de ce sérum polyvalent est indolore, même sédative. Elle modifie avantageusement les plaies, les lésions des muqueuses et des séreuses. Le pus disparaît ou se transforme. De sanieux qu'il était, il devient un simple suintement. La plaie se déterge, les points sphacélés s'éliminent et la lymphangite se dissipe. La cicatrisation se fait rapidement.

Il importe que le sérum soit en contact intime, avec les tissus lésés : introduire des mèches dans les cavités, pratiquer des injections dans les trajets fistuleux.

Cette préparation réussit dans les traumatismes infectieux, dans l'anthrax, le phlegmon, les arthrites suppurées, les brûlures, les gelures. Pas d'accidents sériques. Elle prévient les complications et assure une suite heureuse aux interventions chirurgicales.

Le Dr Bassuet, chirurgien dans un important service de blessés, à Beaugency, a signalé un mode d'action très remarquable du sérum Leclainche et Vallée : la provocation d'un état aigu chez d'anciens blessés, traînant dans les hôpitaux depuis de longs mois. C'est une sorte de réveil d'un microbisme latent : l'inflammation se ravive, la suppuration s'accentue, des abcès se forment, et en s'ouvrant, amènent l'élimination de débris vestimentaires, d'esquilles osseuses, de fragments de projectiles. Le Dr Bassuet raconte avoir extrait un jour, dans son service, avec le secours d'une simple pince, 377 corps étrangers divers.

On le voit, le sérum Vallée agit à la façon des grands processus physiologiques, qui mettent fin aux maladies chroniques en déterminant une crise salutaire. C'est un des grands secrets de la défense organique.

CHAPITRE II

Grandes Complications infectieuses

1° GANGRÈNE GAZEUSE

Par leur nature, ces complications devraient être justiciables d'un traitement bactériologique spécial, et quelques-uns le sont en effet : le charbon, le tétanos, la gangrène gazeuse.

Du charbon, il ne sera pas question ici. A peine en a-t-on, à notre connaissance, rapporté 1 cas dans la guerre actuelle (Dr Maille, hôpital maritime de Cherbourg).

De l'infection purulente ou putride, qui tenait tant de place dans la mortalité en 1870, on n'en parle guère plus. A côté du tétanos, dont nous parlerons plus loin, le fléau meurtrier par excellence dans la campagne actuelle, c'est la gangrène gazeuse.

Qu'est-ce en réalité? D'après Guermonprez, de Lille, une infection cliniquement polymorphe causée par divers microbes principalement des anaérobies et parmi ces derniers, au premier rang, le vibrion septique et le bacillus perfringens.

La physionomie clinique est variable : la plaie présente un aspect tantôt diphtéroïde, tantôt phagédénique, tantôt gangréneux à proprement parler, ou même putilagineux.

LEGUEU a fait justement remarquer qu'il n'est pas toujours facile de distinguer la septicémie gazeuse des plaies infectées dans lesquelles on constate des bulles d'air. Une zone d'infiltration gazeuse n'est pas nécessairement une zone de putréfaction (RICHE, Société de Chirurgie). Les plaies produites par des explosifs, avec éversement des tissus profonds et dégagement de quelques bulles d'air, ne sont pas toujours les plus redoutables. Bien plus sérieuses sont les plaies anfractueuses à clapiers, à tissus altérés dans leur couleur et leur consistance. La gangrène gazeuse est, d'après QUÉNU, le stade ultime d'infection de ces plaies.

Quelles sont les conditions qui amènent ou favorisent cette dégénérescence ? Le séjour de la tranchée, malsaine, par elle-même et par la malpropreté forcée de ses habitants ; la lenteur de la relève, l'encombrement des postes de secours, et des ambulances, les soins tardifs et insuffisants. Avant la sixième heure, les germes sont cantonnés autour des débris de projectiles et de vêtements. Au bout de vingt-quatre heures, ils ont envahi la place et se généralisent.

Pour le traitement, l'antisepsie et le bistouri se partagent l'ouvrage.

Pour éviter des redites, nous renvoyons le lecteur au paragraphe des traitements antiseptiques des plaies, en signalant parmi les antiseptiques l'oxygène et l'eau oxygénée. Le chlorure de magnésium qui, à ROSENBLITH et à Pierre DELBET a donné de si beaux résultats ; l'eau de Javel à 3 0/0, dont l'efficacité contre les anaérobies a été démontrée scientifiquement.

L'oxygène a permis à DODIEAU, médecin-major à Blida, de sauver la moitié d'un membre, chez un blessé qui avait reçu dans le bras une décharge de fusil et dont les tissus œdématiés et livides paraissaient voués à une amputation radicale. Il fit, en commençant par l'épaule, une série de piqûres en couronne dans le tissu cellulaire et les muscles. Au moyen d'aiguilles de 6 à 8 centimètres de longueur, il introduisit jusqu'à 80 litres d'oxygène en vingt-quatre heures. Résultat : la gangrène se localisa à la main et au poignet qui furent seuls sacrifiés.

Tous les antiseptiques peuvent revendiquer des succès, soit qu'ils aient été employés tout à fait au début, soit que le diagnostic n'ait pas été sérieusement contrôlé.

En réalité, quand la gangrène est déclarée, le plus souvent, la partie est perdue. Il faut agir avant même que les symptômes avertisseurs se produisent. Et, dès le moindre soupçon, tous les auteurs s'accordent pour affirmer le rôle essentiel du bistouri. A la Société de Chirurgie, M. RICHE adjure ses confrères, quelque digne de confiance que puisse paraître l'antisepsie « de ne pas négliger le traitement chirurgical ».

C'est alors, on l'a dit sous une forme pittoresque, qu'il faut ouvrir des tranchées, creuser des mines, faire sauter des ponts.

Débridez d'abord, dit M. POZZI, faites ensuite l'antisepsie. Et il fait justement remarquer que découvrir les anaérobies, c'est les tuer, comme on tue les poissons en les mettant hors de l'eau.

Pierre Delbet déclare que le débridement large est le traitement essentiel de la gangrène gazeuse. Ce débridement doit intéresser et dépasser toute la zone infectée. Et si le putrilage se montre, c'est l'amputatation qui s'impose.

Dans cette lutte contre un ennemi redoutable, aucun secours n'est à refuser; l'air chaud, comme l'emploie Pierre Delbet, peut rendre de sérieux services, et certains procédés de désinfection générale, comme l'or colloïdal, ne sont pas à dédaigner: Cunéo et Rolland l'ont injecté dans les muscles des grands blessés opérés et déjà envahis par la septicémie aiguë; ils ont vu la température descendre, la fétidité et l'œdème se dissiper et la délimitation se faire d'elle-même entre les tissus sains et les tissus mortifiés (Société de Chirurgie, avril 1915).

2° TÉTANOS.

Les médecins s'accordent pour reconnaître que les plaies par balle ou par shrapnell ne donnent pas naissance au tétanos, mais seulement les plaies par éclat d'obus, déchiquetées, souillées de terre, irrégulières et anfractueuses à tissus broyés, à clapiers inaccessibles. Si le blessé a été frappé sur un terrain tétanifère, l'infection est à peu près inévitable. Aussi, dans les premiers temps et dans certaines régions, avant qu'on pût disposer des quantités de sérum nécessaire, les cas de tétanos ont-ils été nombreux, et la mortalité élevée.

Certaines conditions individuelles sont de nature à favoriser l'inoculation et le développement du bacille de Nicolaier, par exemple, le siège de la blessure aux membres inférieurs, la non immobilisation des fractures, le déplacement des blessés profondément atteints.

La durée de l'incubation est variable : vingt à soivante heures (Sieur), deux à vingt-neuf jours (Nivière), cinq à dix jours (Walther).

La gravité de l'infection est en raison inverse de la durée de l'inoculation. Plus tôt éclate le tétanos, plus sévère est le pronostic.

Boquel, d'Angers, a vu 10 morts sur 10 tétaniques, dont la maladie s'était déclarée du quatrième au septième jour ; 10 morts sur 11 cas, déclarés du huitième au quinzième jour ; après vingt jours, 3 cas, 3 guérisons.

Nivière (hôpital thermal de Vichy) n'a observé aucune guérison en deça de huit jours d'incubation ; 3 guérisons, sur 22 cas, entre huit et onze jours d'incubation ; 9 guérisons sur 12 cas, entre douze et vingt-neuf jours.

Joly (Bagnoles-sur-l'Orne) n'a pas relevé de mortalité au delà de dix jours d'incubation.

Traitement préventif. — On trouve, dans une instruction rédigée par M. le Médecin-inspecteur général Chavannes sur le traitement des plaies par armes à feu, un exposé complet et précis des moyens à mettre en œuvre pour éviter le tétanos.

Tout d'abord, badigeonner les tissus lésés ; légèrement et une seule fois, avec de la teinture d'iode au 1/0, et protéger la plaie contre tout contact impur ou suspect. Dans la suite, s'il n'y a ni fièvre ni suppuration, se contenter d'arroser la plaie avec de l'eau de Javel, dans la proportion d'une cuillère à soupe d'extrait pour un litre d'eau, ou avec la liqueur de Labarraque, 100 gr. dans un litre. Ne pas renouveler le pansement plus souvent qu'il n'est opportun et s'abstenir de tirer sur la plaie en défaisant le pansement, ce qui a l'inconvénient de provoquer un suintement sanguin et de retarder la cicatrisation.

Si l'on constate ou soupçonne une collection purulente, débrider, drainer. Il va de soi que les corps étrangers ou les esquilles libres qui causent ou entretiennent l'infection locale doivent être enlevés ; la plaie, nettoyée dans tous les coins et recoins, et désinfectée. L'auteur conseille l'eau oxygénée, la teinture d'iode dédoublée, le sérum artificiel chauffé.

Et surtout, surtout, ne pas oublier d'injecter le sérum antitétanique aussitôt qu'on peut le faire. Huit jours après, nouvelle injection; et parfois, s'il y a des signes d'infection locale ou générale, après un nouveau délai de huit jours, procéder à une troisième injection.

Pour Walther, la sérothérapie primitive est presque toujours efficace. Pour Bazy, qui, sur 100 cas, n'a pas eu un échec, le sérum inoculé pendant les huit premiers jours, a une vertu réelle.

Mais l'obligation impérieuse et formelle, c'est d'injecter le plus tôt qu'on le peut.

Traitement curatif. — Les moyens proposés sont de divers ordres : sérothérapie, méthode de Baccelli, médication calmante (chloral, etc), traitement local, etc.

Autant le sérum employé préventivement est reconnu efficace, autant sa vertu est mise en doute dans le tétanos déclaré.

La majorité des médecins y a néanmoins recours.

Citons quelques témoignages :

Le médecin-inspecteur CHAVANNES prescrit 60 à 100 centimètres cubes de sérum par jour, en deux fois, ou 30 à 40 centimètres cubes en injection intra-veineuse, pendant deux ou trois jours de suite, dans les cas se manifestant après quatre ou cinq jours d'incubation.

SPILLMAN et SARTORY (Académie de Médecine, 2 mars 1915) ont injecté avec succès, dès l'apparition du trismus ou des secousses dans le membre traumatisé, 20 centimètres cubes matin et soir, au besoin 40 centimètres cubes, pendant cinq jours.

WALTER en injecte de 10 à 60 centimètres cubes, dans les veines ou sous la peau.

Paul CHABBERT (Hôpital complémentaire n° 18, Castres) a eu cinq guérisons sur 6 cas, en injectant, deux jours de suite, 20 centimètres cubes sous la peau.

BOQUEL injecte 20 à 50 centimètres cube pendant trois à six jours.

JOLY (Bagnoles-de-l'Orne),... 40 à 80 centimètres cubes.

Il y a un point sur lequel l'opinion est unanime : comme pour la sérothérapie préventive, la précocité de l'injection est un gage de succès.

BROCA n'admet l'utilité du sérum que dans les premières heures.

SPILLMANN et SARTORY sont à l'affût des premiers symptômes et injectent 40 centimètres cubes par jour, dès qu'ils surprennent un signe seulement « probable » de tétanos.

BACRI (Académie de Médecine, 23 mars 1915) n'attend pas que ce signe se manifeste spontanément. Il le recherche et le fait naître. Pendant un mois, chaque jour, il exige que le patient ouvre la bouche matin et soir, il mesure l'écartement des mâchoires, il se rend compte s'il y a de la tension douloureuse à l'angle de la mâchoire. Il explore le reflexe rotulien. Si ce reflexe est exagéré, si l'examen de la bouche révèle un commencement de contraction, il injecte 40 centimètres cubes pendant quatre jours.

A cette période initiale, dit Bacri, « le sérum antitétanique jouit d'une efficacité merveilleuse et son action ne le cède en rien comme médicament spécifique à celle du sérum diphtérique. »

En général, les auteurs n'affirment pas une préférence marquée pour telle ou telle voie d'introduction. Spillmann et Sartory déclarent même que la voie rachidienne n'est pas préférable à la voie hypodermique ; ils ajoutent, que bien des fois, elle est impraticable, à cause des convulsions ou de l'état de contracture du malade.

Dans tous les cas dont nous venons de parler et dans les cas suivants, il est bien entendu que la sérothérapie préventive n'a pas été pratiquée.

Méthode de Bacelli. — Cette méthode a de nombreux partisans. Paul Chabert, après deux jours de sérum injecte chaque jour à la cuisse, pendant un mois, 40 centimètres cubes de solution phéniquée à 1 0/0.

Caillaud et Corniglion, cités par Blanchard (Académie de Médecine, 10 novembre 1914), n'emploient pas le sérum. Ils injectent dans les muscles une solution phéniquée à 1 0/0, de 40 à 70 centigrammes d'acide phénique par jour. Puis ils diminuent les doses. Quatre malades ainsi traités leur ont donné quatre guérisons.

Sainton (Cherbourg) fait deux injections par jour, de

40 à 50 centimètres cubes d'acide phénique à 2 0/0, soit 1,60 à 2 par jour, le plus près et en amont de la blessure, ou à la face externe de la cuisse, ou encore à la paroi abdominale. Un malade a reçu ainsi 48 grammes d'acide phénique en moins d'un mois ; un autre 88 grammes. Rarement des accidents locaux ont été observés ; tout au plus, de l'érythème ou de l'infiltration lardacée des tissus ; parfois de la fluctuation : la ponction ou l'incision amène un liquide séreux, un peu sanguin, aseptique. Six guérisons sur 22 cas.

C'est aussi le phénol à 2 0/0 qu'emploie Boquel, à 1 gramme par jour, en moyenne, en débutant par 0 gr. 60 ou 0 gr. 80, maximum 1 gr. 50. Si les urines apparaissent foncées, on injecte du sérum lactosé. On a observé aussi une éruption morbiliforme.

Ces injections produisent un tel soulagement, que les malades les réclament pour faire cesser leurs crampes. Elles ont parfois remplacé le chloral.

M. le Médecin-inspecteur Chavannes injecte dix à vingt fois par jour 1 centimètre cube de solution à 2 0/0. M. Joly emploie une solution glycérinée à 3 0/0 et en injecte 10 à 60 centimètres cubes par vingt-quatre heures.

Le Dr Pierre Lesage a publié les bons résultats obtenus dans le tétanos confirmé par son confrère L. de Montille, médecin aux armées, au moyen du mélange suivant : phénol, 1 gramme ; éther, 9 grammes pour dissoudre ; huile d'olive stérilisée, 10 grammes.

Cette formule aurait l'avantage de faire mieux supporter le phénol et de permettre, sans préjudice pour l'activité des médicaments, de diminuer la quantité et le nombre des injections. Il suffirait d'injecter chaque jour, en deux fois, une quantité de phénol oscillant de

0 gr. 25 à 1 gr. 50. La guérison serait obtenue dans dix à douze jours.

Médication calmante. — Le chloral est toujours un des grands moyens employés pour soulager les tétaniques, pour atténuer ou supprimer les contractions.

Sainton en administre 6 à 8 grammes le soir.

Paul Chabbert le donne à la dose de 8 à 12 grammes dans les vingt-quatre heures; Walther et Joly, à la dose de 12 grammes. Boquel, 12 à 16 grammes, par dose fractionnée, toutes les heures ou toutes les heures et demie. En lavement, il va jusqu'à 20 grammes et quelquefois il a recours à la voie intra-veineuse.

Spilmann et Sartory donnent 12 à 20 grammes, Demmler 20 à 25 grammes.

Demmler (note présentée par M. Capitan à l'Académie de Médecine, le 3 novembre 1914) débute par 6 grammes et, s'il arrive progressivement à des doses élevées, jusqu'à endormir le malade, c'est que, d'après lui, le système nerveux, grâce à son état d'hyperexcitabilité, les tolère parfaitement.

Walther, emploie en outre le chloroforme dans les violents accès clowniques.

La morphine est entre les mains de Boquel un médicament d'opportunité, une injection de 1 centigramme peut juguler une crise. « On a dit, l'auteur, la sensation d'empêcher les malades de mourir, par une piqûre faite au bon moment. Une piqûre de 1/4 ou 1/2 centigramme peut faire cesse le spasme de l'œsophage ou la rétention d'urine ».

M. Joly emploie les bromures, la valériane, le véronidia, l'huile camphrée ; les inhalations d'oxygène dans l'asphyxie. Bacri a vu les bons effets du bromure de codéïne (broméïne), 2 centigrammes en injection.

Médications diverses. Régime. — Hygiène. — M. Joly recommande instamment de surveiller le cœur et les reins. « La maladie est au système nerveux, dit-il, le danger et au rein et au cœur. » A divers points de vue, notamment pour éliminer les toxines, la diurèse a une souveraine importance. Malheur au tétanique qui n'urine pas ! A partir de 500 centimètres cubes, dit le même auteur, le malade a chance de guérir.

En plus de l'ischurie, on constate de l'albumine, de l'hyperphophaturie, le dosage de l'urée donne des chiffres variables.

Tous les diurétiques, même le vin de Trousseau, sont prescrits par Joly. Contre la détresse du cœur, le strophantus.

Il faut boire. — André Jousset pratique des injections profondes de sérum autour du pharynx pour diminuer la dysphagie, et dans la région sacro-maxillaire, 20 à 60 centimètres cubes, pour diminuer le trismus.

La voie rectale et la voie hypordermique doivent être, au besoin, utilisées. Walter, au moyen d'instillations rectales, introduit dans le corps de deux à trois litres d'eau boullie.

Caillaud et Corniglion combinent le lantol avec l'acide phénique ; chaque jour, dans les veines, 6 centimètres cubes de lantol ou rhodium colloïdal

Nous ne signalerons que pour mémoire la méthode de Bake (sulfate de magnésie), 50 centimètres cubes de solution à 25 /0 en injection rachidienne, aujourd'hui abandonnée à cause des accidents bulbaires formidables (Bosc) occasionnés par ce traitement.

M. Routier dit s'être bien trouvé, pour apaiser les mouvements clowniques, d'un mélange de phosphate monocalcique et de perdisulfate de soude appelé perphoxène (Académie de Médecine, 9 novembre 1915).

Il y a lieu de ne pas négliger le fonctionnement de l'intestin et d'administrer, au besoin, 20 centimètres cubes de sulfate de soude (Baccelli).

La saignée qui a été autrefois pratiquée avec excès, peut encore être utile dans certains cas.

Les tétaniques doivent s'alimenter. Sainton leur fait prendre deux œufs et 250 grammes de lait.

Ils doivent vivre dans le calme, dans le silence, dans une demi-obscurité. Ne pas oublier que le système nerveux est le siège de la maladie. L'isolement s'impose, les accès clowniques peuvent être contagieux. Un bruit, une émotion peuvent déclancher un accès.

Spillmann enveloppe de ouate la tête de son malade. La température ambiante doit être maintenue aux environs de 20 degrés.

Les bains assez chauds (34 à à 36 degrés) prolongés, peuvent avoir un effet calmant.

Plus tard, la gymnastique et le massage peuvent être indiqués.

Traitement de la plaie. — Il va sans dire que la crainte d'arriver trop tard ne doit faire négliger ni le nettoyage, ni l'antisepsie de la plaie, ni, s'il y a opportunité, les petites ou grandes interventions opératoires.

De larges débridements, des amputations ont sauvé

des malades. Par contre, l'opération a été parfois la cause occasionnelle de l'explosion d'une crise, en libérant des spores tétaniques, qui se trouvaient à l'état de vie latente dans les profondeurs de la plaie.

Quelques formes anormales. — Des cas de ce genre sont signalés sous le nom de tétanos tardif, à l'Académie de médecine (31 août 1915) par MM. L. Bérard et B. Lumière.

Il s'agit de sujets déjà injectés, chez qui un choc traumatique, refroidissement, etc., déclancha l'infection qui sommeillait. Aussi faut-il prendre pour règle de pratiquer une injection de sérum immédiatement avant d'opérer.

On a cité des cas de tétanos localisé précoce ou tardif, dans lequel les syptômes ont pour siège unique le membre ou la partie du corps traumatisé.

M. Vaillard a fait observer à cette occasion que le diagnostic est quelquefois malaisé entre le tétanos partiel et les syndromes tétanifères déterminés par l'irritation traumatique d'un filet nerveux. On a vu les symptômes disparaître à la suite de la libération du nerf que comprimait un corps étranger.

Dans toutes les formes de tétanos véritable, les bases du traitement sont les mêmes. La triple médication qui paraît avoir donné des résultats, c'est la médication que Pozzi appelle tripharmaque et qui comprend la sérothérapie, l'acide phénique et le chloral.

CHAPITRE III

Désordres organiques ou fonctionnels déterminés par l'action de l'air et des gaz

---

Il faut distinguer les désordres dus à une action mécanique : ébranlement de l'air, « vent de l'obus », et ceux qui sont dûs à une action chimique ou bio-chimique (intoxication par des composés gazeux préparés à cet effet).

A. — **Action mécanique**. — On ne peut pas nier qu'il y ait des organismes atteintre sérieusement, mortellement même, sans qu'on ait pu constater sur eux la moindre blessure. Souvent on a pu découvrir une lésion interne : hémorragie cérébrale, rachidienne, vésicale, etc., altération médullaire se révélant pendant la vie par la réaction albumineuse et lymphocytaire, du liquide céphalo-rachidien ; déchirure du poumon, etc.,

Parfois, il a fallu pousser très loin les recherches nécropsiques ; une moelle, saine en apparence, n'a livré le secret de sa lésoin qu'à une dissection attentive ; il s'agissait alors d'une altération histologique profonde.

Comment expliquerait-on autrement les syndromes épileptiques, choréïformes, parkinsoniens, paraplégiques, etc.

M. Georges Guillain a fait connaître à la Réunion de la *** armée un assez grand nombre de cas dans lesquels on ne peut mettre en doute l'existence d'une lésion.

D'autre cas, très nombreux, pourront être interprétés comme des accidents ou des états hystériques: ce sont ceux dont la séméiologie ne s'éloigne guère des troubles purement nerveux et psychiques et pour lesquels on a adopté la rubrique de « syndrome commotionnel ».

Qu'ils appartiennent à l'hystérie (ce qui est fort contestable) ou à un autre genre de névrose, ces troubles ne sont pas nécessairement fixés à un substratum anatomopathologique. On a pu essayer de les expliquer par un choc mental déterminé par les effets terrifiants de l'explosion.

Le professeur Mairet n'accepte pas cette pathogénie ; il croit qu'il y a au fond de tous ces désordres soidisant fonctionnels au moins une modification histochimique (1).

De traitement spécial, nous n'aurons pas à en indiquer. Dans les troubles nerveux, organiques ou fonctionnels, se rapportant à des types connus, il n'y a qu'à appliquer les traitements qui ont fait leur preuve.

Contre le syndrome commotionnel, qui, d'après

1. D'après Dumas, perturbation polyglandulaire ; d'après Crile, acidose aiguë.

MAIRET, constitue bien un état pathologique distinct et défini, nous croyons, en ayant pour notre part observé un certain nombre, qu'il faut diriger un traitement hygiénique, physio-thérapique et moral.

Hygiénique. — Le repos, le repos complet sont indispensable à ces organismes, brisés par des fatigues accumulées, à ces cerveaux et à ces nerfs forcés.

Un régime alimentaire approprié au fonctionnement digestif de chaque malade s'impose également.

Physiothérapique. — Le massage, les bains, les douches, habilement formulés suivant le tempérament du malade et l'opportunité de l'indication, dissiperaient les courbatures douloureuses, les symptômes d'hyperesthésie, l'insomnie, les troubles de la motilité, et ramèneraient la souplesse et le tonus normal dans l'appareil locomoteur.

Le traitement moral aura un rôle important à jouer : l'homme atteint du syndrome commotionnel est un ébranlé, un désorbité, un déséquilibré. Il a besoin de trouver une base, un point d'appui. Il faut, en lui inspirant confiance, lui apprendre à se reconquérir luimême. Il faut s'intéresser à lui, lui manifester une sollicitude attentive et suivie. Le succès est à ce prix. C'est par une action suggestive, persévérante et assidue qu'on rendra ce malade à lui-même et, bien des fois, nous osons le dire, à la défense de la Patrie. Mais c'est là souvent une entreprise de longue haleine, et la guérison de certains états nerveux, pour être confirmée, a besoin de l'épreuve du temps.

B. — **Action chimique.** — Il a été établi que le chlore constitue en très grande partie les vapeurs connues sous le nom de gaz asphyxiants.

Pour s'en défendre, on n'a eu qu'à faire intervenir l'hyposulfite et le carbonate de soude qui possèdent une vertu neutralisante à l'égard du chlore. C'est d'ailleurs de ces sels alcalins que les Allemands préposés à cet empoisonnement font eux-même usage pour s'en préserver.

En principe, tout masque protecteur doit garantir le nez et la bouche au moyen d'une couche de coton hydrophile imbibé d'hyposulfite de soude. On peut fabriquer un masque de fortune en cousant le coton hydrophile dans un sac de gaze et en l'attachant par deux cordons qui se nouent derrière la nuque.

Pour protéger les yeux, les lunettes d'automobiles peuvent servir, à la condition que leur monture épouse fidèlement le contour de l'orbite.

La solution d'hyposulfite est à 5 0/0. Il peut être remplacé à la rigueur par du bi-carbonate.

L'Instruction distribuée aux soldats par les soins de l'autorité militaire contient quelques conseils pratiques, entre autres, la recommandation de ne jamais mouiller les masques, celle de protéger les tranchées, envahies par le chlore qui est plus lourd que l'air, au moyen de toiles et de couvertures mouillées ; ventiler ces mêmes tranchées et ne pas y descendre sans s'être assuré au préalable qu'elles ont été protégées.

Le traitement est celui des accidents broncho-pulmonaires à dyspnée intense : ventouses, inhalations et même injections sous-cutanées d'oxygène (V. *Formulaire*), expectorants, sans négliger la médication cardiosthénique, en y ajoutant les moyens propres à stimuler les émonctoires, diurétique et diaphorétique. (Le Dr Launsou emploie la pilocarpine).

CHAPITRE IV

Affections fréquemment observées dans les tranchées

---

1. — GELURES

Les accidents désignés sous le nom de gelures, de froidures ou de maladie des tranchées ne peuvent pas être uniquement et exclusivement attribués au froid, comme pendant les campagnes de 1870.

Pendant l'hiver 1914-1915, la température n'est pas descendue de beaucoup aussi bas, qu'il y a quarante-cinq ans, où elle atteignait — 15 et — 20 degrés.

La proportion des gelures est pourtant, dans la campagne actuelle, sensiblement plus élevée qu'alors. C'est que d'autres facteurs entrent en jeu. Le séjour des tranchées représente un ensemble de conditions très favorables à l'éclosion de ces accidents. Quelle est l'importance relative de chaque facteur dans leur genèse ? Les auteurs diffèrent d'opinion.

L'Académie de Médecine, dans l'Instruction qu'elle a rédigée pour être distribuée aux soldats, après avoir déclaré « que le froid, quand il est intense et prolongé suffit seul à provoquer les gelures », ajoute sagement : « Mais lorsque celle-ci se manifeste avec un abaissement très modéré de la température, c'est que diverses causes interviennent dans les tranchées pour augmenter l'action propre du froid. Ces causes sont : l'immobilité dans l'eau, la boue liquide et la neige fondue : l'imprégnation persistante des chaussures par l'humidité ; le reserrement des cuirs et la contraction du pied qui en résulte ; la gêne de la circulation du sang entraînant le gonflement du pied et du bas de la jambe ».

De la connaissance de ces conditions étiologiques ou pathogéniques découle naturellement l'indication des moyens à employer soit pour la prophylaxie, soit pour la guérison.

Le milieu habité, la tranchée sera assainie dans la mesure où cela est possible. Tous les efforts tendront à assécher le fond de la tranchée: drains, puisards, empierrement, boisage ou clayonnage (Instruction de l'Académie de Médecine).

Éviter l'immobilité prolongée, debout ou en position assise. Faire du mouvement.

Graisser avec soin les pieds et les chaussures. L'Académie de Médecine conseille le suif, seul ou mélangé à l'huile de pied de bœuf (1).

Le pharmacien aide-major, André Piedalliu, a donné une formule qui aurait fait ses preuves : suif 90 ; huile de pied de bœuf, 8 ; pétrole 2. Il conseille d'en employer

1. On a vainement objecté que dans une notice répandue à des milliers d'exemplaires. M. Jean Charcot, l'explorateur du pôle Nord, recommande de « ne jamais oindre le pied avec des corps gras ». Les conditions sont différentes. M. Charcot avait affaire à un froid sec.

400 grammes pour graisser les pieds, les chaussettes, la partie inférieure des caleçons.

« Les chaussures doivent être larges afin que les pieds y soient toujours à l'aise. (Académie de Medecine). » M. Jean Charcot veut qu'on porte deux numéros de plus que la pointure habituelle et une empeigne sensiblement bombée. Il conseille de mettre des semelles de paille, de liège ou de papier.

Ne pas lacer trop fortement les brodequins ; c'est une dangereuse illusion de croire que l'on se défend ainsi de l'humidité. L'eau qui entre malgré tout, dans une chaussure trop serrée, macère le pied et gonfle le cuir. A tout prendre, il serait plus intelligent de procéder, comme certains vieux pêcheurs de rivière, qui font, avec leur couteau, une entaille à leur soulier (Témoin, de Bourges).

Les cavaliers feront bien d'enfermer leur chaussure dans des snow-boots.

Se déchausser pendant quelques instants, au moins une fois par jour ; plier et étendre alternativement les orteils et le pied lui-même par des mouvements énergiques et répétés ; puis mettre des chaussettes sèches (Académie de Médecine).

Il est bon, dit la même Instruction, de porter deux paires de chaussettes, ou bien d'envelopper le pied avec des bandes de papier que l'on recouvre de la chaussette.

Les chaussettes doubles sont recommandées par les auteurs, sauf par Parisot et Simonin, qui redoutent la gêne des mouvements et la compression qui peut en résulter.

L Instruction de l'Académie prévoit en outre des chaussettes de rechange, précaution indispensable.

Les bandes molletières ou les guêtres ne doivent pas être trop serrées.

S'inspirant du principe des doubles parois, si heureusement appliqués en architecture (doubles cloisons, doubles portes, doubles fenêtres), Fernet conseille de porter en double les diverses pièces du vêtement : chaussettes, gants, gilets... celles de dessous en coton ; celles de dessus en laine, le gant extérieur ou moufle serait en laine tricotée ou en fourrure.

Charcot s'inspire du même principe ; il veut des vêtements superposés. Il préfère deux caleçons de coton à un seul caleçon de laine. Les vêtements extérieurs doivent être plus serrés que ceux de dessous.

Le Dr François Debat conseille, pour se réchauffer dans les tranchées, un exercice à deux bien connu, qui consiste à sauter alternativement sur un pied en frappant avec l'autre pied sur la pointe du soulier de son partenaire.

Il faut souhaiter que, pendant les rigueurs de l'hiver, le séjour dans les tranchées soit abrégé, et la relève plus fréquente.

Une fois dans les cantonnements, les hommes doivent s'occuper de soigner pieds et chaussures.

Pour les pieds un bain, au moins un bon lavage, et une friction chaque jour.

Au moindre soupçon de gelure, éviter de se chauffer ; faire une friction légère, chausser des sabots garnis de paille et aller voir le médecin.

Pour la chaussure, un bon nettoyage ; ne pas exposer le cuir au feu pour le sécher. Graisser avec soin.

Laver et sécher les chaussettes.

Telle est, à peu de chose près, la notice approuvée

par l'Académie de Médecine, relative aux mesures « pour se préserver des accidents locaux dus au froid. »

Si, en dépit de ces précautions, ces accidents surviennent, quel devra être leur traitement ?

La méthode suivie par M. M. Redard et Lhuillier peut servir de type, car elle utilise la plupart des moyens thérapeutiques qui ont été proposés.

Dès son arrivée le malade prend un pédiluve de vingt à vingt-cinq minutes, à 40 degrés. On sèche bien ses pieds, on les enveloppe de ouate, on le met au lit, les pieds étant tenus en position elevée.

Le lendemain, les parties atteintes sont soumises à un courant d'air chaud, de 40 à 50 degrés pendant huit à dix minutes. On se sert, de préférence, d'un appareil électrique. Puis, massage à l'alcool pendant dix autres minutes.

A jour passé alternativement, bain de pied et air chaud. Le massage est quotidien : au début, simple effleurage, il doit progressivement se faire avec plus de force. Il consiste surtout en mouvement de va-et-vient.

On voit disparaître la coloration violette, l'œdème, etc. S'il y a des parties mortifiées, elles se détachent naturellement. En six semaines, le patient est guéri.

Si nous reprenons un par un les détails successifs de ce traitement, nous voyons au début un bain de pied à 40 degrés, Cette pratique est approuvée par plusieurs praticiens, notamment par le professeur Raymond, du Val-de-Grâce, qui la conseille formellement dans sa remarquable étude sur *les Maladies des Tranchées.*

Elle est, au contraire, combattue par le Dr François Debat qui accuse les bains chauds « d'exagérer l'œdème, de rougir la peau, d'exacerber les élancements douloureux et la cuisson ».

Les inconvénients de la chaleur, à certains moments et dans certaines formes de gelures, ont été signalés par quelques auteurs. Le Dr Maurice de FLEURY a constaté parfois les mauvais effets de la chaleur du lit, et nous venons de voir que l'Académie de Médecine recommande aux soldats qui croient avoir les pieds gelés de ne pas s'approcher du feu.

Sur le traitement par le massage et l'exercice, les médecins se retrouvent d'accord.

Le Dr François DEBAT a exposé à l'Academie de Médecine, « La Méthode bio-kinétique de L. JACQUET » et en a fait connaître les bons effets dans le traitement des gelures. Elle comprend, le massage ou, plus exactement, l'effleurage et la gymnastique, celle-ci comportant spécialement l'exercice suivant : le malade étant couché sur le dos, élève les jambes au maximum en les tenant de ses deux mains. Puis il fléchit et étend alternativement les orteils et le pied. Cette manœuvre, exécutée énergiquement et rapidement, doit durer cinq minutes et être renouvelée toutes les heures.

Entre temps, repos au lit, le pied légèrement surélevé. Massage deux fois par jour.

Nul pansement, sauf dans le cas d'ulcération.

Bien que certaines ulcérations puissent guérir par la seule méthode bio-kinétique, l'emploi de procédés plus directs et plus actifs a paru s'imposer. C'est ainsi que les Drs CHENAL, PELLEGRIN et J. RUFFIER ont eu recours à l'air chaud et en ont fait la base d'un traitement systématique qu'il ont exposé à leurs confrères de l'Académie de Médecine (11 mai 1915). Ils construisent, avec une boîte rectangulaire, divisée en plusieurs compartiments, un réchaud à alcool d'occasion ; un tuyau de poêle et un thermomètre, un appareil à air chaud de fortune qui leur permet de traiter six pieds à la fois.

On élève la température à 40 degrés, en dix minutes ; à 60 degrés, en quinze minutes. On éteint alors le réchaud, et le thermomètre redescend en un quart d'heure à 35 et 40 degrés. Le bain dure une demi-heure.

Les moins malades supportent 60 et 70 degrés ; les ulcérations, les eschares ne permettent guère de dépasser 45 degrés. — La séance est quotidienne.

On pourrait faire tolérer des températures plus élevées, jusqu'à 100 degrés en employant l'air sec produit par le chauffage électrique. — Le chauffage à l'alcool donne un air toujours un peu humide.

Pendant la séance, le malade éprouve du bien-être. Mais les réactions consécutives occasionnent, dans les premiers temps, certains malaises, tels que fourmillements, élancements, symptômes d'onglée.

L'amélioration est rapide, les tissus reprennent leur aspect normal ; les eschares superficielles font place, après quatre ou cinq semaines, à des tissus sains, régénérés.

2° PHTIRIASE ET AUTRES AFFECTIONS PARASITAIRES

L'Instruction, approuvée par l'Académie de Médecine et destinée aux soldats, concernant les insectes parasites, indique, contre les poux, les mesures suivantes :

Contre le pou de tête : les cheveux coupés ras, des frictions avec du pétrole, de la benzine ou de l'essence minérale, envelopper la tête pour prolonger l'action du liquide. Au bout d'une demi-heure, l'insecte et les lentes sont détruits.

Brûler les cheveux, savonner le cuir chevelu.

On a recommandé aussi les lotions à l'alcool camphré ou au sublimé (à 1 4000), à renouveler plusieurs jours de suite et à faire suivre d'un abondant savonnage au savon noir.

Contre le pou du corps ou des vêtements, — le plus dangereux, le véhicule habituel du typhus exanthématique (1) et du typhus récurrent, — le meilleur moyen consiste à changer de linge et à livrer à la désinfection les effets abandonnés.

A la Réunion médico-chirurgicale de la Ve armée, M. de Clerambault a décrit un moyen ingénieux et pratique pour détruire les œufs ou lentes qui s'insinuent dans les étoffes. On se sert du fer chaud, soit du fer de tailleur, soit du fer de blanchisseuse. « Le fer doit être passé avec soin sur toutes les coutures et pénétrer dans leurs replis ; les coutures des manches, du col, de la ceinture et de la brayette doivent être soigneusement fouillées avec la pointe du fer ». Pour bien faire, il faut une main exercée.

Au début, on peut recourir utilement aux frictions insecticides : alcool camphré, pétrole, benzine, essence de térébenthine, naphtaline, ou encore à la pommade suivante :

1. Tenu depuis longtemps comme le compagnon inséparable des armées en campagne, de la misère et de la famine, le typhus exanthématique a sévi récemment en Galicie, en Hongrie, en Serbie.

Une prophylaxie efficace a été pratiquée par la destruction systématique des parasites (*pédiculi vestimenterum*) qu'on a reconnu être les véhicules du typhus.

Huile ou corps gras. . . . . 85 gr.
Essence de térébenthine. . . . . 15 gr.

Une excellente pratique est, sans se déshabiller, d'imbiber le pantalon, la chemise ou la veste de quelques gouttes de liquides insecticides, notamment de la benzine. Prendre garde d'approcher du feu quand on se sert de liquides inflammables. On portera sous la chemise un mouchoir ou une éponge imbibée de benzine. On suspendra à l'intérieur de la chemise et du caleçon des sachets contenant du camphre ou de la naphtaline.

Et on ne négligera pas la propreté corporelle, bains, douches, lavages au savon.

Contre le pou du pubis, très tenace, hôte de toutes les parties velues (aisselle, barbe, sourcils, etc), friction à l'onguent gris, pommade au calomel, vinaigre chaud. A répéter. Se défier de la benzine qui l'irrite les parties génitales. Voici une formule recommandée par le Dr Vincent :

Alcool à 90 degrés. . . . . 100 gr.
Naphtol à 83 degrés. . . . . . . 8 gr.

Les Orientaux, qui sont infestés de ces parasites, pratiquent l'épilation pour s'en préserver.

Le Dr Blanchard a fait connaître à l'Académie de Médecine deux procédés de destruction des poux du corps : l'un expérimenté par le Dr Jousseaume (de Paris), qui consiste à utiliser la fumée du tabac, soit en plaçant le fourneau de la pipe sous les vêtements, notamment le gilet de flanelle, soit en y dirigeant la fumée au moyen d'un tube de caoutchouc de 30 à 50 centimètres.

L'autre procédé est applicable dans les bois et les landes, là où existent des fourmilières. On y étend les vêtements infestés. Les fourmis, étant très friandes de pédiculi, se précipitent sur ces parasites et en font une razzia complète.

Plus actif et plus énergique que tous les liquides, toutes les pommades et toutes les poudres expérimentées jusqu'à présent, serait l'anisol, éther méthylique du phénol découvert en Autriche par le professeur Frœnkel et recommandé en France par le professeur Blanchard.

« Les vapeurs d'une goutte d'anisol diffusée dans un espace de 1.500 centimètres carrés provoquent l'immobilité du parasite en six minutes environ, et la mort en dix minutes.

« On se servira, pour le traitement de la phtiriase, d'une solution étendue à 2,5 ou 5 0/0 dans l'alcool faible.

« Le contact d'une goutte de cette solution tue le pou en une demi-minute.

« La solution pulvérisée largement sur le cuir chevelu la barbe, les aisselles, le pubis, les replis interfessiers, détruit d'une façon certaine les parasites et leurs lentes. L'application sera répétée deux ou trois fois s'il est besoin. L'innocuité vis-à-vis du tégument est complète. Le danger d'inflammabilité est nul.

« Sur les vêtements et les sous-vêtements, les poux sont radicalement détruits, en les aspergeant de la solution d'anisol à 2,5 0/0 projetée avec un pulvérisateur et en les rangeant dans des caisses bien étanches où ils séjourneront trois heures. (Henri Labbé, Académie de médecine 18 mai 1915) »

On peut aussi, sans se déshabiller, faire des pulvérisations entre les vêtements.

Puce. — (*Pulex irritants*). La puce transporte du rat à l'homme le microbe de la peste.

Pour détruire les puces, l'Instruction de l'Académie de Médecine prescrit de porter dans la chemise et le caleçon des sachets de camphre, de napthaline et surtout d'iodoforme. Comme ce dernier topique a une odeur désagréable, le Dr Wurtz a proposé des formules qui le remplacent avantageusement : une pommade camphrée et deux liniments térébenthinés (Voir *le Formulaire*).

La destruction de ce parasite doit se faire dans les locaux où il se fixe, nous le verrons plus loin.

Punaise des lits. — (*Cimex lectularius*). C'est une ouvrière noctambule. Elle attaque les dormeurs. On la trouve dans les maisons, dans les voitures, dans les barraquements, dans tous les lieux habités, couverts ou non. Elle peut transmettre la peste, la lèpre, le typhus récurrent, la tuberculose.

On s'en défend en écartant le lit de la muraille et en plaçant les pieds du lit dans des récipients contenant de l'eau additionnée d'un peu de pétrole, en pratiquant, avant de se coucher, de copieuses pulvérisations au crésyl dans le lit, sur les couvertures, etc. On est parfois obligé, pour se défendre, de coucher avec des chaussettes et un caleçon serré au cou du pied.

Désinfection des locaux. — C'est surtout pour détruire puces et punaises, celles-ci extrêmement résistantes, que s'impose la désinfection des locaux.

Laver à l'eau de javel ou avec l'eau formolisée à 2 0/0 le plancher et le carrelage ; faire pénétrer, au moyen de la brosse, le liquide antiseptique dans les fentes et interstices.

Si l'on a affaire à une chambre close, fumigations de soufre ou de formol.

Dans les tranchées et cantonnements, où l'on couche sur la paille, celle-ci doit être changée souvent et détruite par le feu, sans préjudice des abondantes pulvérisations de crésyl à 5 0/0 qu'il est prudent de lui faire subir chaque jour (Académie de Médecine).

Tenir à distance chiens, chats, volailles.

La punaise, répétons-le, a la vie dure. Le Dr Borne a raconté ses mécomptes à la. Société de Médecine publique (25 novembre 1914). Dans un grand hôpital de la banlieue de Paris, après nettoyages au crésyl et à la potasse chaude ; après sulfuration et formolisation minutieuses, tout a été à recommencer. Il ne s'est rendu maître de la place qu'en démontant un à un tous les lits et en passant toutes les armatures à la flamme de la lampe à souder. Pour les boiseries, il s'est bien trouvé d'onguent gris dans l'essence de térébenthine (50 gr. pour 1 litre.) On peut aussi incorporer cet onguent au mastic dont on se sert pour boucher les fentes des boiseries. Il faut le feu ou le mercure pour détruire la punaise.

Mouches domestiques. — La mouche se pose partout et particulièrement sur toutes les excrétions et déjections de provenance pathologique. Avec ses pattes, ses ailes et ses poils et par l'intermédiaire de son tube digestif, elle transporte les germes de la tuberculose, de la fièvre typhoïde, du choléra, etc.

Elle est donc un insecte très dangereux. Il faut la détruire ou, tout au moins, l'écarter.

Dans les lieux clos, les abris, les tranchées, faire plusieurs fois par jour des pulvérisations de crésyl, qui sont sans inconvénients pour l'homme.

Détruire par le feu, immédiatement, les ordures ménagères, les détritus de cuisine, les pièces de pansements, ou les enfouir profondément, soit dans la chaux vive, soit sous un arrosage de sulfate de fer à 10/0 ou de crésyl à 5/0. Traiter de même les feuillées.

Changer fréquemment la litière des chevaux ; l'arroser avec du crésyl. Quand on apporte la vieille litière ou fumier, l'enfouir dans les couches profondes.

Placer le fumier loin des lieux habités.

Tendre aux portes et fenêtres des chambres, bureaux, etc..., des filets à mailles ne dépassant pas 2 ou 3 centimètres ; ou même, y placer des chassis de bois encadrant de la toile métallique à mailles de 2 millimètres, qui préservent à la fois des mouches et des moustics.

Mettre les aliments à l'abri des insectes suspects.

Acarus de la gale. — Cette maladie, comme toutes celles que favorise la malpropreté, peut trouver dans les tranchées et les cantonnements un terrain favorable.

Rien de particulier à dire du traitement de cette dermatose parasitaire ; la frotte, le traitement classique de Saint-Louis, n'a pas été détrônée par des traitements nouveaux.

Il y a seulement à signaler le cas où cette affection, momentanément masquée et atténuée par une maladie aiguë telle que la pneumonie, la fièvre typhoïde, etc.., pourrait passer inaperçue, craindre après guérison de l'affection aiguë, un réveil inopportun de la gale, y veiller pour ne pas se laisser surprendre. Et, comme le convalescent ne pourra probablement pas supporter alors les manœuvres un peu brutales de la frotte, on pourra procéder à des applications successives du traitement, en partageant les surfaces atteintes en plusieurs régions.

Ne pas oublier les mesures rigoureuses de désinfection concernant les vêtements.

III. — AFFECTIONS DIARRHÉIQUES ET DYSENTÉRIFORMES

La mauvaise hygiène des tranchées et des cantonnements a certainement pour effet de provoquer ces affections ou d'en favoriser le développement.

Il existe même un syndrome intestinal qui a reçu le nom de « diarrhée des tranchées » et dont les Drs REMLINGER et DUMAS ont fait une remarquable étude chimique et bactériologique.

Le type morbide qui semble le mieux répondre à cette dénomination est une affection en quelque sorte créée sur place, sans antécédent personnel gastrique ou intestinal. Un jour, la diarrhée apparaît. On n'y prête aucune attention croyant qu'il ne s'agit que d'un incident passager. Mais la diarrhée s'installe, les selles deviennent plus fréquentes, plus liquides et, bientôt, s'accompagnent de colique et de ténesme. On se décide à voir le médecin-major, qui ordonne le lit, c'est-à-dire le repos et la chaleur. L'amélioration est rapide, et la guérison est la règle. Les décès, très rares, surviennent dans une crise d'insuffisance rénale.

La clinique, le laboratoire, l'épreuve du traitement permettent d'éliminer l'hypothèse d'une dysenterie amibienne. C'est une dysenterie bacillaire, mais non du type habituel. C'est, d'après les deux auteurs que nous avons nommés, un bacille spécial à la dysenterie de l'Argonne.

Les causes invoquées par les patients se ramènent à trois facteurs principaux : la *fatigue*, le *froid* (car il s'agit d'une diarrhée d'hiver, le froid aux pieds surtout), l'*alimentation* froide et l'alimentation carnée excessive.

Mais ces facteurs n'ont qu'un rôle prédisposant et favorisant. La cause réelle est d'ordre bactériologique. Le bacille se transmet par la boue contaminée par les matières fécales, qui s'attache aux chaussures et qui, des chaussures passe dans le tube digestif par l'intermédiaire des mains et des aliments. En été, il est transporté par les poussières et par les mouches.

La prophylaxie s'impose d'elle-même : propreté extrême des mains, des ongles, de la bouche, du corps. User modérément de la viande, ne pas dépasser 250 gr. habituellement. Faire un grand usage de thé ou d'infusions chaudes. Après avoir été dans les feuillées, répandre de la terre meuble sur les selles.

Le traitement est banal pour la plupart des cas : sulfate de soude, opium.

Si la maladie est plus caractérisée, on peut avantageusement recourir à l'ipéca 0 gr. 80 à 1 gramme de poudre dans la journée, divisée en 5 ou 6 paquets (20 centigrammes), à prendre dans thé ou tilleul, toutes les deux heures. Ce jour-là, diète liquide aqueuse, pas même de lait.

Le lendemain, on peut essayer de s'alimenter, mais en s'abstenant de viande.

Les bons effets de l'ipéca se font sentir le second jour, la diarrhée s'arrête (Dr Paul Lehmann, aide-major).

Le Dr Giroux, qui a traité 172 cas de diarrhée, en rapporte les deux tiers à la dysenterie vraie ou au syndrome dysentériforme.

Il a constaté parfois dans les selles la présence d'une infection paratyphoïde.

Il déclare s'être bien trouvé du sérum antidysentérique (de Vaillard et Dopter) et de l'émétine. Il donnait l'émétine, quand le sérum demeurait inefficace, à la dose de 0 gr. 04 par jour.

Il a administré aussi, avec succès, dans les diarrhées cholériformes, le sérum-morphine, la morphine atténue rapidement les crampes musculaires et procure un sommeil réparateur (Réunion de la IVe Armée).

Le Dr E. Richmond, à l'hôpital militaire de Deelfontain (Afrique du Sud) a utilisé le soufre contre la dysenterie : toutes les quatre heures, un mélange de 1 gr. 20 de soufre sublimé et de 0 gr. 30 de poudre de Dower. Un médecin russe, le Dr Florow, fait du soufre le médicament par excellence contre la dysenterie.

Il ne saurait y avoir un traitement unique et constant puisqu'il y a des formes et des causes diverses de la maladie. De même que Giroux a trouvé chez les malades les bacilles A. et B., Remlinger et Dumas ont pu faire remonter le syndrome diarrhéique ou dysentériforme qu'ils observaient à une entérite muco-membraneuse, à une fièvre typhoïde ou même à une dyspepsie par hyperchlorydrie. Ces divers états ne comportent pas les mêmes médications.

Mais la prophylaxie sera à peu près identique et c'est là surtout que doit se porter l'attention du médecin. Par une hygiène individuelle et collective sévère, il empêchera la diarrhée et la dysenterie de naître et de se propager.

C'est à dessein que nous passons sous silence bien d'autres affections aiguës ou subaiguës qui peuvent être observées dans les tranchées,ou dans les cantonnements ; angines, bronchites, pneumonies, pleurésies, grippes, affections du cœur, néphrites, rhumatismes, etc.

Ces diverses maladies n'ont présenté, dans la campagne actuelle, ni des formes chimiques spéciales, ni des indications thérapeutiques nouvelles, ni une importance ou une fréquence assez caractériseés pour retarder notre attention et mériter une place dans ce travail.

Il suffit de signaler, chez les hommes séjournant dans les tranchées, l'origine *a frigore* de néphrites qu'il importe de diagnostiquer assez tôt.

Mentionnons aussi, à propos du rhumatisme articulaire aigu, deux constatations faites par M. Grenet à la Réunion médico-chirurgicale de la VIe armée : cas assez nombreux de contagiosité rhumatismale (fait déjà constaté par M. Fiessinger) ; fréquence des complications cardiaques et vertu préventive à cet égard, des injections intra-veineuses de collobiase d'or à la dose de 2 centimètres cubes ou 2 cmc. 1/2 (en deux fois, à vingt-quatre heures d'intervalle).

CHAPITRE V.

Maladies épidémiques

I. — GROUPE TYPHOIDE. — VACCINATION PRÉVENTIVE

Fièvre typhoïde. — Au mois de septembre 1914, le professeur VINCENT, énumérant les moyens propres à combattre l'épidémie typhoïde qui sévissait dans les armées, était amené à dire : « Les mesures prophylactiques usuelles ont montré leur effacité incomplète. La stérilisation de l'eau ne peut être partout poursuivie. La désinfection des tranchées est irréalisable. La lutte contre les mouches est insuffisante. La recherche des porteurs de bacilles sur laquelle certains hygiénistes avaient fondé trop d'espérance, n'offre en réalité qu'un intérêt de laboratoire, intérêt bien restreint et sans portée pratique, puisque, aussi bien, le germe est répandu partout dans la zone des armées.

« Nous avons, par contre, à notre disposition, une arme sûre et efficace. Ses effets préventifs sont incontestables, à s'en référer aux constatations faites au

Maroc, ainsi que dans l'armée italienne, enfin dans la marine japonaise. C'est la vaccination spécifique, à l'aide des vaccins combinés, typhoïde et paratyphoïde ».

Pratiquée pour la première fois chez l'homme, en 1896, par WRIGHT en Angleterre, et par PFEIFFER et KOLLE en Allemagne, elle a été essayée en France par M. CHANTEMESSE en 1899, avec du vaccin chauffé.

M. VINCENT a fait connaître, en 1910, son autolysat stérilisé par l'éther.

Les résultats obtenus ont été assez concluants pour qu'en 1914, la vaccination antityphoïde soit devenue obligatoire dans l'armée (projet de loi Léon LABBE), puis dans la marine.

Nous avons vu les immenses services que ce vaccin a rendus à nos soldats dans la campagne actuelle. M. le professeur agrégé MÉRY a pu en toute vérité proclamer « l'efficacité de la vaccination antityphoïde préventive », et dire, en mai 1915, « que la fièvre typhoïde est à peu près complètement enrayée dans toute l'armée française, malgré les conditions d'hygiène déplorables où se sont trouvés nos soldats dans la guerre des tranchées ».

Le vaccin le plus généralement employé dans l'armée est le vaccin bacillaire polyvalent de VINCENT, préparé avec un choix de races variées, cultivées sur gélose et stérilisées par l'éther, Il contient 400.000.000 de bacilles par centimètre cube.

Qui doit-on vacciner ? Tous les hommes de l'armée active (ce sont les plus exposés en principe par leur âge à la contamination) et même les hommes de la réserve et de la territoriale, et tout le personnel hospitalier.

En fait, on s'abstiendra de vacciner ceux qui présenteront l'une des contre-indications suivantes.

A. — En temps d'épidémie et dans un milieu contaminé, troubles de santé ou symptômes faisant craindre un début d'infection.

B. — Affection aiguë ou état fébrile quelconque ;

C. — Accidents d'alcoolisme aigu ;

B. — Blennorragie et syphilis à la période aiguë ;

E. — Lésions chroniques des poumons, du cœur, des reins.

La tuberculose pulmonaire est une contre-indication manifeste. Le vaccin anti-éberthien a été accusé de réveiller une tuberculose latente.

Se défier également des myocardes suspects, des cœurs précédemment touchés par des atteintes rhumatismales, etc.

Il faut porter aussi une grande attention à l'état des reins, dépister les moindres symptômes de néphrite, rechercher l'albumine. On s'expose à provoquer par mégarde des accidents sérieux.

Dans le même ordre d'idées, on recherchera les antécédents paludéens.

Tous ces états cliniques doivent être plus attentivement examinés si le sujet a passé quarante ans.

Et, dans les cas simplement suspects, en présence d'un danger positif de contamination typhique, on pourra vacciner en réduisant de moitié et en observant avec soin les réactions du sujet.

Les hommes choisis pour la vaccination prendront quatre jours de repos dans leur cantonnement.

Le premier jour, examen médical ; recherche des contre-indications temporaires ou définitives.

Le deuxième jour, vaccination.

Le troisième jour et le quatrième, repos.

Les séances auront lieu de préférence de 4 à 6 heures de l'après-midi.

Les hommes devant se dévêtir en partie pour être inoculés, il conviendra de prendre les précautions nécessaires pour qu'ils ne se refroidissent pas. Un accident *a frigore*, angine, bronchite, pleurésie, etc.., pourrait compromettre le traitement ou entraîner des suites fâcheuses.

M. Vincent fait quatre inoculations : la première de 1/2 centimètre cube, la deuxième de 1 centimètre cube, la troisième de 1 cmc. 1/2, la quatrième de 2 centimètres cubes, soit au total 5 centimètres cubes, ce qui correspond à 2 milliards de germes.

Si, ce qui est à prévoir en ces temps de campagne, il y a interruption des traitements et si l'interruption dépasse la durée d'un mois, on reprend avec la dose de 1 centimètre cube et on continue de façon à arriver au total de 5 centimètres cubes.

Le cas est prévu aussi où il faudrait abréger le délai et réduire le nombre des vaccinations. M. Vincent conseille alors de faire trois vaccinations (1 cmc, 1 cmc. 1/2) ou même deux vaccinations (1 et 2 cmc.).

Ce sera une vaccination incomplète.

Pour inoculer le vaccin antityphoïde, on se sert d'une seringue de Pravast ou de Luer, de la contenance de 2 centimètres cubes, d'aiguilles de 3 centimètres cubes, en platine ou en acier, munies d'un mandrin qu'on stérilise par un séjour de cinq minutes dans l'eau bouillante.

Agiter le flacon contenant la préparation bacillaire

avant de l'aspirer. Donner un trait de lime sur le goulot et le badigeonner à la teinture d'iode.

Le lieu d'élection choisi par M. VINCENT est « la région de l'épaule gauche, én arrière du bord postérieur du deltoïde, à deux ou trois travers de doigt au-dessous de l'épine de l'omoplate ».

Le patient est assis, les bras tombant. On désinfecte les téguments avec de la teinture d'iode. L'injection doit être faite sous la peau, ni dans le derme, ni dans les muscles ; lentement, en s'étant assuré au préalable que la seringue est refroidie.

Le sujet vacciné évitera, pendant les premières heures tout exercice susceptible de fatiguer ses bras.

Il s'abstiendra de viande au repas du soir, le jour de la vaccination ; et s'abstiendra surtout d'alcool, pendant quarante-huit heures, sous peine de s'exposer à des accidents.

Nous ne croyons pas nécessaire de faire prendre systématiquement, en vue d'un accès possible de fièvre et de céphalalgie, un cachet d'antipyrine ou d'aspirine. On sera toujours à temps d'avaler 0 gr. 50 d'aspirine si le malaise se produit.

La réaction locale, quand elle survient, se réduit à un peu de rougeur. Jamais une injection bien faite n'amène de symptômes plus sérieux.

Toutes les précautions que nous venons d'indiquer, et qui, la plupart, sont indiquées dans le petit manuel de MÉRY et dans les Instructions du Service de Santé, devront être prises pour chaque séance de vaccination.

L'immunité est conférée à la suite de la quatrième injection. On estime que cette immunité a une durée de deux à trois ans.

Dans l'armée américaine, la revaccination est considérée comme nécessaire au bout de trois ans (Méry).

II. — INFECTIONS PARATHYPHIQUES

C'est grâce au laboratoire qu'on a pu prouver l'existence d'états infectieux, voisins de la fièvre typhoïde, mais réellement distincts.

La démarcation clinique était d'autant plus difficile à établir que, depuis la guerre, en 1914 et en 1915, le type habituel, classique, de la dothiénentérie s'est sensiblement modifié, offrant des courbes thermiques, irrégulières, des localisations viscérales fréquentes et d'une précocité anormale, ou revêtant l'aspect d'une steptifcémie sans localisation bien marquée. La bactériologie, quand on pouvait la faire, révélait la présence, à côté des bacilles d'Eberth, de nombreux staphylocoques et streptocoques; parfois, d'un diplocoque encore non classé, ou de bacilles paratyphiques.

Mais il est des cas, et ils se sont montrés de plus en plus nombreux dans les épidémies observées par nos médecins militaires, où les bacilles paratyphiques ont été en assez grand nombre pour donner à la maladie une empreinte spéciale et un caractère distinct : ce sont les infections paratyphiques, A ou B, suivant la prédominance du bacille A ou du bacille B.

Ces paratyphoïdes, la typho-vaccination pouvait-elle les prévenir? On a pu le croire un moment. On a dû bientôt reconnaître qu'aux antigènes des fièvres paratyphoïdes il fallait opposer un vaccin de même nature.

En décembre 1914, le professeur Landouzy avait

signalé la fréquence croissante des infections paratyphoïdes dans nos armées. Dans le cours de l'année 1915, l'Académie de Médecine a entendu les communications de MM. WIDAL, VAILLARD, VINCENT, CHANTEMESSE, Léon BERNARD, sur la vaccination antiparatyphoïde, et l'on a rappelé, à cette occasion, que des vaccinations mixtes contre la typhoïde, avaient été pratiquées par CASTELLANI depuis 1905, et par M. VINCENT depuis 1910.

Des recherches de laboratoire et des expériences poursuivies jusqu'ici, et des discussions qui ont eu lieu dans les sociétés sur ce sujet, il est permis de tirer les conclusions suivantes :

Ne pas compter sur la simple typho-vaccination pour se préserver des infections paratyphoïdes.

Quand on est exposé à ces infections (et seulement alors), recourir à la vaccination antiparatyphoïde.

Cette vaccination est à la fois efficace et inoffensive.

Les sujets déjà vaccinés contre la fièvre typhoïde seront inoculés contre les paratyphoïdes A et B (vaccin double).

Les sujets encore indemnes de toute vaccination antityphique seront inoculés contre les infections (vaccin triple).

Il est, en effet, préférable d'être soumis à une vaccination mixte simultanée qu'à des vaccinations successives nombreuses.

Dans le vaccin mixte, la part la plus grande est généralement faite à l'élément antityphique; par exemple, dans le vaccin de CHANTEMESSE, les bacilles d'EBERTH représentnet 50 /0, les bacilles paratyphiques A, 30 /0, les paratyphiques B, 20 /0.

La circulaire du Service de Santé relative aux vaccinations mixtes contient les prescriptions suivantes :

Vaccinations antiparatyphiques A. B.
(trois injections)

Première injection....	1 cmc. 5 (2 cmc. chez les sujets vigoureux).
Deuxième injection....	2 cmc.
Troisième injection....	2 cmc.

Vaccinations mixtes T. A. B.
(quatre injections, vaccin triple)

Première injection.......	1 cmc. 5
Deuxième injection......	2 cmc.
Troisième injection......	2 cmc.
Quatrième injection......	2 cmc. 5

Huit à dix jours d'intervalle entre deux injections consécutives.

Mêmes précautions et même procédé opératoire que pour la typho-vaccination.

III. — VACCINOTHÉRAPIE CURATIVE

Nous ne dirons que quelques mots de cette méthode, encore à l'essai. L'indication d'y recourir se présente rarement aux médecins militaires ; la vaccinothérapie préventive étant obligatoirement et régulièrement pratiquée, on n'aura qu'exceptionnellement l'occasion de traiter des typhoïdiques, non vaccinés.

Le Dr Louis Desclaux, aide-major dans la XIe région, a raconté dans *le Journal des Praticiens* (22 janv. 1916), les bons résultats qu'il a obtenus avec le vaccin curatif dilué de Chantemesse. Dès que le diagnostic était nettement établi, il injectait à ses malades, sans se préoccupar des contre-indications, trois quarts de centimètre cube le premier jour ; un demi centimètre cube cinq jours plus tard ; et, cinq jours après encore, un quart de centimètre cube. Au besoin, cette dose était renouvelée dans une quatrième injection, après une nouvelle période de cinq jours.

Légère réaction locale (douleurs, rougeur et tuméfaction au niveau de la piqûre) : réaction générale nulle ou courte : élévation de la température et du pouls, suivie d'un abaissement durable.

Résultat franchement favorable : diurèse abondante, courbe fébrile très diminuée, effacement des divers symptômes viscéraux ; possibilité de reprendre l'alimentation beaucoup plus tôt. Dans la série de M. Desclaux, pas un seul décès.

Signalons, en terminant, le sérum de Rodet qui a été employé avec succès contre la fièvre typhoïde, à Toulouse, dans les services du professeur Rémond et du professeur Rispal.

Il ne s'agit plus ici de vaccin et d'immunité active, mais d'immunité passive ; et le sérum qu'on emploie est prélevé sur des chevaux à qui on a fait une série d'injections de cultures d'Éberth filtrées.

On injecte sous la peau 15 centimètres cubes de sérum, du sixième au onzième jour de la maladie ;

cette injection est renouvelée, au besoin une deuxième et troisième fois, à trois jours d'intervalle.

Le sérum de Rodet est bactéricide et antitoxique. La maladie est abrégée, les complications plus rares ou moins sérieuses. La mortalité est abaissée : sur 38 malades traités dans le service du professeur Remond par le sérum de Rodet, il n'a été relevé que trois décès. Dans le même service, le sérum de l'Institut Pasteur avait donné quatre décès sur vingt malades.

IV. — CHOLÉRA. — VACCIN ANTI-CHOLÉRIQUE

On sait que les premiers travaux sur les traitements bactériologiques du choléra remontent à Ferran.

Aujourd'hui la vaccination se pratique régulièrement avec une efficacité bien reconnue.

Le Dr Petrovich a communiqué à l'Académie de Médecine, en août 1915, les bons résultats obtenus avec le vaccin de Wright et le vaccin de l'Institut Pasteur contre l'épidémie de choléra qui a ravagé la Serbie. Dans les formes les plus sérieuses, la mortalité est descendue de 58 à 14,4 0/0.

Le vaccin employé dans nos armées est le vaccin du professeur Vincent obtenu comme son vaccin antityphique par la stérilisation au moyen de l'éther. Nous ne saurions mieux faire que de reproduire textuellement l'instruction rédigée par le professeur lui-même.

Instructions pour l'emploi des vaccins anticholériques. — Ce vaccin est protecteur contre le choléra. Il est délivré en ampoules scellées de 2, 5, 10 et 20 centimètres cubes. Chaque ampoule porte une étiquette indiquant, outre un numéro d'ordre, la date à laquelle le vaccin n'est plus utilisable.

Le vaccin anticholérique doit être soigneusement conservé au froid et à l'abri de la lumière. Il y a lieu, en conséquence, de rejeter tout vaccin dont l'activité aurait été altérée par suite de son exposition au soleil, de son échauffement ou de son ancienneté. Tout vaccin périmé doit être rejeté.

Mode d'emploi

1° S'assurer que l'ampoule n'a pas été fissurée pendant le transport.

Avant d'ouvrir l'ampoule, l'agiter, donner un trait de lime à l'union du goulot et du corps de l'ampoule et badigeonner ensuite ce goulot avec de la teinture d'iode (éviter le flambage qui pourrait altérer le pouvoir immunigène du vaccin). Laisser sécher, puis sectionner.

Aspirer le vaccin à l'aide d'une seringue rigoureusement stérilisée par l'ébullition, et refroidie avant usage. Ajuster l'aiguille avec une pince stérile.

Lorsque plusieurs personnes doivent être simultanément vaccinées, il est utile chaque fois, et pour chacune d'elles, de recourir à une seringue et à une aiguille différentes, stérilisées par une nouvelle ébullition ;

2° Les téguments sont préalablement désinfectés à la teinture d'iode.

L'injection doit être faite strictement sous la peau, dans la région sous-épineuse gauche, au-dessous de l'épine de l'omoplate. L'inoculation ne doit pas être faite dans le derme, sous l'aponévrose ou dans le muscle ;

3° Injecter très lentement. Ne pas masser ensuite. Le sujet vacciné s'habillera cinq à dix minutes après et sans faire d'effort. L'inviter à ne pas trop se servir du bras pendant deux heures ;

4° Les sujets vaccinés s'abstiendront, le même jour, de toute fatigue ou de tout travail. Repas léger. Éviter l'usage de l'alcool.

Les militaires vaccinés seront exempts de service pendant un jour à l'occasion de chaque injection.

Doses du vaccin

La vaccination comprend deux injections successives espacées de cinq jours.

Les doses à inoculer sont les suivantes :

Première injection : 1 cmc. 5 ;

Deuxième injection : 2 cmc. 5.

Chez l'enfant de deux à quatre ans, la dose à employer est égale au quart de celle de l'adulte ; de cinq à sept ans, au tiers de celle-ci ; de huit à douze ans, à la moitié ; de treize à quinze ou seize ans, elle est égale aux deux tiers de la dose de l'adulte.

Interrogatoire et examen des personnes a vacciner

Il est recommandé d'interroger et d'examiner les personnes qui se présenteront pour être vaccinées, afin d'ajouter ou d'éliminer celles qui, par leur état de santé antérieure ou actuelle, sont atteintes de symptômes morbides anciens ou de maladies aiguës.

Examiner spécialement l'urine, le cœur et l'appareil pulmonaire, en vue de la recherche de l'albuminurie, du diabète et des lésions organiques viscérales.

Ne pas vacciner les sujets atteints de choléra au début.

V. — PROPHYLAXIE GÉNÉRALE DES ÉTATS TYPHIQUES ET DES INFECTIONS D'ORIGINE INTESTINALE, STÉRILISATION DE L'EAU, ETC.

La question de l'eau potable, qui n'est jamais négligeable, revêt en temps de guerre, un caractère important.

De tout temps cette question a préoccupé les chefs d'armée (1).

Même dans les régions où l'eau est habituellement saine, comme les Vosges, les environs de Nancy, les bois de l'Argonne, etc., de sérieuses précautions sont à prendre, soit parce que les quantités d'eau pure deviennent absolument insuffisantes pour les troupes qui y stationnent, soit parce que les conditions normales sont boulversées, les sources, les puits, les cours d'eau étant pollués par les cadavres des hommes et des animaux, etc., etc.

1. *Nil novum sub sole.* « Le grand roi (Cyrus) ne se met point en campagne qu'il n'ait avec lui beaucoup de vivres... On porte aussi à sa suite de l'eau de Choaspe, fleuve qui passe à Suse. Le roi n'en boit pas d'autre. On la renferme dans des vases d'argent après l'avoir fait bouillir... » Hérodote, livre I, chapitre CLXXXVIII.

A plus forte raison, la situation est-elle des plus critiques dans les pays qui sont déshérités sous ce rapport : telle, la Champagne, où l'eau traversant des terres crayeuses est mal filtrée (la fièvre typhoïde est devenue endémique autour de Reims), tetle surtout la région de l'Yser où les eaux ne peuvent s'écouler vers la mer qu'à marée basse et où l'eau soi-disant potable n'est qu'un liquide saumâtre, impropre à tout usage (G. Dolfus, *Société de Médecine publique*).

Les mesures générales, les mesures d'ordre administratif sortant du cadre de ce travail, nous ne nous occuperons que des précautions individuelles et des mesures qu'il appartient aux médecins de prendre ou de prescrire.

Les procédés d'épuration de l'eau peuvent se ramener à trois catégories :

a) Les procédés chimiques (eau oxygénée, permanganate de potasse, iode, etc., procédés d'encollage) ;

b) Les procédés physiques (chaleur, ozone, rayons violets) ;

c) Les procédés mécaniques ou filtres.

a) La plupart des moyens chimiques employés pour purifier l'eau agissent par l'oxygène à l'état naissant, qui est le désinfectant par excellence.

Il suffit de verser dans un litre d'eau une cuillerée à café d'eau oxygénée à 10 volumes

(La même dose d'eau oxygénée peut permettre de conserver un litre de lait cru, en été, pendant quarante-huit heures).

Le permanganate de potasse est employé à la dose de 3 à 9 centigrammes, suivant le degré de pollution de l'eau. Il faut obtenir au moins une faible teinte rosée, signe de la présence d'un léger excès de réactif. On fait aisément disparaître cet excès, soit en filtrant l'eau ainsi traitée à travers de la ouate de tourbe, soit en y ajoutant quelques gouttes d'eau oxygénée.

LEREBOULLET avait utilisé, avec succès, le permanganate de potasse, pour le nettoyage aseptique des fruits contaminés.

Le procédé LAMBERT et la poudre de LAPEYRÈRE sont basés sur le même principe (Voir *le Formulaire*).

Quant à l'iode, on peut l'employer dissous dans l'iodure de potassium ou, ce qui est plus simple, recourir à la teinture d'iode qui se trouve partout : IV gouttes dans une carafe d'eau donnent en général, une sécurité suffisante, au bout d'une demi-heure. Le goût de l'iode disparaît par le mélange avec le vin ou par l'addition d'une trace d'hyposulfite de soude.

L'iode à l'état naissant est utilisé dans la formule de comprimés préconisée par M. le médecin-inspecteur général VAILLARD.

On emploie une série de trois comprimés diversement colorés : bleu (iodure de potassium), — rouge (acide tartrique). — blanc (hyposulfite de sodium. — (Voir *le Formulaire*).

La série des trois comprimés est composée pour 10 litres d'eau. On fait dissoudre, dans un peu d'eau, un comprimé bleu et un comprimé rouge, on verse le liquide brun ainsi obtenu dans 10 litres d'eau, et on attend *dix* minutes. On ajoute ensuite le comprimé blanc dilué dans un peu d'eau et on agite de nouveau. L'eau redevient incolore, apte à être consommée et d'un goût agréable. Il se forme des traces de tartrate de potassium et de sodium et environ 112 milligrammes d'iodure de sodium par litre. Cette stérilisation est obtenue, en somme, avec 6 centigrammes d'iode, car il se dégage 60 centigrammes d'iode naissant.

L'eau de Javel (hypochlorite de soude) a été recommandée comme agent de désinfection, en prenant pour base la dose de 0 mgr, 8 de chlore par litre.

Koch et Kitarato ayant démontré l'extrême sensibilité du bacille cholérique envers les acides, on a essayé non sans succès, l'acide citrique à la dose de 8/10.000 (dose bactéricide).

De Christmas conseille de mélanger, dans un sceau en porcelaine, 10 à 12 litres d'eau avec 10 grammes d'acide citrique; remuer l'eau pour favoriser la dissolution.

On peut aussi, contre les mêmes infections, additionner l'eau d'un tiers de vin (Aloïs Pick), ou d'un vingtième de vinaigre, ou de trois parties de jus de citron pour cent parties.

On peut aussi recourir à la bière.

Les procédés par *encollage*, consistent à provoquer la formulation d'un précipité gélatineux qui entraîne et englobe les matières étrangères, qu'on élimine ensuite par filtration. De ce nombre est le traitement par l'alun : il faut de 15 à 30 centigrammes d'alun par litre ; si on ajoute ensuite 10 centigrammes de carbonate de soude, le résultat est plus complet : toutes les bactéries et les matières en suspension sont entraînées ; on termine l'opération en filtrant ou décautant.

Burlureaux a composé une poudre anticalcaire (chaux, carbonate de soude et alun). On met 3 grammes de cette poudre dans 10 litres d'eau ; on agite et l'on goûte. Si l'eau n'a pas une saveur alcaline, on ajoute 1 autre gramme, et ainsi de suite jusqu'à franche constation de la saveur alcaline.

b) Des procédés physiques, nous n'avons à retenir que la chaleur. Faire bouillir l'eau suspecte est le meilleur moyen de la purifier.

Les réchauds à alcool solidifié, sont d'un usage très pratique. Des infusions de thé, ou ce qui est moins coûteux, de tilleul, de menthe, de camomille, etc., constituent une boisson à la fois hygiénique et agréable.

c) Les filtres, pourvu qu'ils soient nettoyés de temps en temps rendent des services sérieux dans les campements et dans les ambulances. On peut presque indifféremment recommander les filtres en porcelaine d'amiante de Garros, le filtre à plaque mobile filtrante, dit filtre Pasteurisant ; le filtre à porcelaine ordinaire de Chamberland, dit filtre Pasteur.

Tous ces procédés peuvent avoir leur utilité.

En temps d'épidémie et dans un milieu infecté par la fièvre typhoïde ou le choléra, rien ne donne autant de sécurité que l'ébullition de l'eau pendant vingt minutes.

Cette eau bouillie servira non seulement pour la boisson, mais pour la fabrication du pain et pour le lavage des légumes.

Autres mesures de prophylaxie.—Tenir les locaux dans une propreté parfaite ; passer chaque jour sur le parquet, sur tous les meubles et les parois, au voisinage du malade, un linge imbibé de solution septique (crésylol sodique à 4/0, etc.).

Choisir les gardes-malades parmi les sujets immunisés par la vaccination ou par la maladie elle-même. Exiger d'eux une asepsie rigoureuse : vêtements et chaussures stérilisables, qu'on laissera dans le local occupé par le malade. Lavage des mains à la solution bleue faible (sulfate de cuivre, 12/00) après chaque contact, surtout avant les repas. Lavage du visage avec la même solution, de la bouche et des narines, avec de l'eau bouillie additionnée d'eau oxygénée ou d'un autre antiseptique inoffensif pour les muqueuses.

Ne pas manger dans la pièce où est le malade.

Protéger les vases, cruchons, bols, avec des couvercles en métal ou en papier (ceux-ci brûlés et remplacés très souvent) et des cloches en toile métallique.

Immerger dans l'eau bouillante les divers objets à l'usage du malade.

Ne jamais laisser traîner les linges souillés, les plonger immédiatement dans une marmite contenant de la solution de formacétone à 5/0. Ne les reprendre pour les laver qu'après cinq heures d'immersion; cette double opération peut être remplacée par l'ébullition dans une solution faite de savon.

Les selles, urines et excrétions diverses du malade doivent être reçues dans des vases spéciaux contenant du lait de chaux et de la solution bleue forte (sulfate de cuivre, 50/00). Immersion de plusieurs heures avant de vider ces vases dans les fosses ou les endroits désignés pour cet usage. Arroser ces fosses de lait de chaux fréquemment renouvelé.

VI. — MÉNINGITE CÉRÉBRO-SPINALE

Cette redoutable maladie a sévi avec une intensité extraordinaire pendant la campagne d'hiver 1914-1915.

Elle a présenté quelques traits saillants : forme septicémique plus fréquente, éruptions morbiliformes, purpura généralisé; détermination extra-méningées, arthrite suppurée, endocardite ulcéreuse, complications oculaires...

Dans les formes les plus sérieuses, le méningocoque était souvent accompagné de pneumocoques, de streptocoques et de staphylocoques.

La base essentielle du traitement est la sérothérapie, non plus seulement, comme au début, la sérothérapie antiméningococcique mais la sérothérapie polyvalente mixte, englobant plusieurs races de méningo et de paraméningocoques. A l'instar des Américains (Flexner), l'Institut Pasteur prépare maintenant un sérum conforme à ces données.

L'efficacité du sérum est en raison directe de la précocité de son emploi, dans les quarante-huit premières heures.

Il importe donc de faire un diagnostic précoce. Aussi est-il prescrit au médecin militaire de diriger immédiatement sur l'hôpital tout homme ayant de la céphalée un peu forte, de la fièvre et un peu de raideur de la nuque.

Il est sage, en temps d'épidémie, de prendre pour règle de conduite le conseil donné par Netter : « Au moindre doute, ne pas hésiter à faire une ponction lombaire et à demander à l'examen du liquide céphalo-rachidien la confirmation du soupçon. » (Pour la technique de la rachiocentèse, voir *le Formulaire.*)

Et, s'il y a doute encore après l'examen bactériologique, le même auteur conseille d'injecter quand même. Ce qu'il faut surtout éviter, c'est d'avoir à se dire : trop tard!

Quelle quantité de sérum faut-il injecter ?

Netter recommande de ne pas introduire plus de liquide qu'on n'en a retiré. M. le médecin principal Capitan, bien que parfois il n'ait retiré que 20 centimètres cubes de liquide céphalo-rachidien, n'injecte jamais moins de 30 centimètres cubes. Il lui paraît absolument indispensable d'injecter des doses élevées, surtout en observant soigneusement le sujet au point de vue de ses réactions bulbaires.

Pour d'autres auteurs, la dose de 20 centimètres cubes est suffisante.

Combien d'injections ? Il faut injecter au moins pendant trois jours consécutifs et, en principe, tant que le liquide extrait renferme des méningocoques. Netter déclare n'avoir jamais injecté, au total, moins de 70 centimètres cubes.

Les résultats sont extrêmement satisfaisants : abaissement de la mortalité de 48,5 à 12,5 0/0 ; atténuation des principaux symptômes, moindre durée de la maladie, rareté de complications et de séquelles.

Contre les accidents sériques, possibles, on donnera le chlorure de calcium à la dose de 4 grammes (Capitan).

L'antisepsie du naso-pharynx sera soigneusement pratiquée à la première alerte : lavage à l'eau oxygénée, attouchements de glycérine phéniquée ou iodée : gargarisme au perchlorate de soude. L'antisepsie interne pourra être obtenue avec la formine ou urotropine : 2 à 3 grammes par jour, en cachets.

Une médication tonique et cardiosthénique complètera heureusement le traitement : par exemple, une potion contenant 2 grammes d'extrait de quinquina et 10 centigrammes de sulfate de spartéine.

VII. — FIÈVRES ÉRUPTIVES : VARIOLE, SCARLATINE, ÉRYSIPÈLE, ROUGEOLE. — TYPHUS EXANTHÉMATIQUE

La variole, qui avait menacé de se propager pendant les premiers mois de la guerre, a été rapidement et efficacement enrayée par une application sévère de la loi du 15 février 1902 sur la santé publique.

Le vaccin jennerien a été largement distribué aux militaires et aux civils. On peut en même temps vacciner contre la typhoïde et contre la variole en utilisant l'épaule gauche pour l'une et le bras droit pour l'autre.

La scarlatine, contre laquelle il n'existe pas encore d'immunisation artificielle, « a occasionné bien des malheurs dans l'armée française, et, pour les scarlatineux qui ont survécu, combien porteront peut-être toute leur vie le fardeau d'une tare de cette origine ! »

M. Chantemesse, qui déplorait en ces termes les méfaits de la scarlatine, a exposé à l'Académie de Médecine, le 7 décembre 1915, la méthode du médecin anglais Milne « pour stériliser sur place chez le malade la région où se conserve, se multiplie et se projette le virus du contage scarlatineux. »

Voici la technique de cette méthode :

Dès que le diagnostic est posé ou simplement soupçonné, il faut :

1° Porter dans la gorge du malade un tampon imbibé d'un antiseptique bien toléré, l'huile phéniquée au dixième ; écouvillonner les amygdales et la totalité du pharynx ; renouveler toutes les trois heures, nuit et jour pendant quarante-huit heures ; ensuite, deux fois par jour seulement pendant une semaine ;

2° Pratiquer sur toute la surface du corps, cuir chevelu compris, une friction rapide avec l'essence d'eucalyptus, friction bi-quotidienne pendant les deux premiers jours, ensuite quotidienne pendant vingt jours et enfin renouveler seulement tous les deux jours jusqu'au trentième.

Il n'y a pas chez l'adulte de contre-indications à cette méthode.

M. Chantemesse qui l'a pratiquée à l'hôpital temporaire de l'École Polytechnique, en soumettant ses malades au régime lacté pendant trois semaines, a vu généralement la fièvre tomber quarante-huit heures après le début du traitement, et n'a eu à déplorer aucun décès.

Mais c'est surtout comme moyen prophylactique que cette méthode se recommande ; *à partir du début du traitement, tous les scarlatineux ainsi traités ont cessé d'être contagieux.*

Le Dr Marcourt a signalé les bons effets du lantol (rhodium colloïdal) en injection sous-cutanée quotidienne, à la dose de 3 centimètres cubes, dans une épidémie de scarlatine et d'érysipèle qui sévissait à Rochefort. Il semble que c'est contre le streptocoque, agent commun à cette double infection épidémique, que le rhodium s'est montré particulièrement actif.

Comme il faut compter avec l'érysipèle dans les complications infectieuses des traumatismes de guerre, aucun moyen reconnu utile n'est à négliger pour le combattre. Le Dr Œlnitz, médecin-chef d'un hôpital à Nice, dit s'être bien trouvé d'injections intra-veineuses de cyanure de mercure dans plusieurs cas d'érysipèle grave. Il pratique une injection quotidienne de 1 centimètre cube pendant deux à quatre jours. Les phénomènes généraux cèdent rapidement.

Les plus mauvais cas observés par le D[r] Œlnitz sont survenus chez des soldats sénégalais.

Rien de particulier à dire sur la rougeole, si ce n'est que, comme la scarlatine, elle est justiciable de la méthode Milne, au double point de vue prophylactique et curatif.

Typhus exanthématique. — La dernière grande épidémie de cette maladie, appelée aussi typhus des armées, éclata en 1877, dans la guerre russo-turque, et révéla l'existence d'un vaste centre endémique sur les bords du Danube. Il n'y a donc pas lieu de s'étonner si nos médecins ont eu à combattre le typhus éxanthématique, soit dans divers campements de prisonniers, soit en Serbie, au cours de la mission médicale française.

Nous avons déjà traité, à propos de la phtiriase, l'importante question de la prophylaxie.

Il y a peu de mots à dire du traitement curatif, comme l'écrivait Thoinot il y a quelque vingt ans : « traitement des symptômes : lotions antiseptiques et bains ». Le Dr Chaix, en Serbie, déclare s'être bien trouvé des injections d'huile camphrée à haute dose, de l'aération permanente des locaux.

FORMULAIRE

relatif aux matières traitées dans cet ouvrage

Air chaud (bains d') de fortune, par MM. les Drs A. Chenal, J. Pellegrin et J. Truffier.

Boîte rectangulaire de 2 mètres de long, 50 centimètres de large, 50 centimètres de profondeur, séparée en deux parties égales dans le plan horizontal, la partie supérieure formant couvercle mobile. L'une des parois verticales est percée de 6 trous de 10 centimètres de diamètre environ ; la paroi opposée est percée d'un trou placé plus bas et où est ajusté un tuyau de poêle qui, soudé, sort de l'intérieur. La boîte est montée sur quatre pieds de bois qui l'élèvent à 70 centimètres environ au-dessus du sol. Un réchaud, constitué par une boîte de conserves remplie d'une compresse roulée, imbibée d'alcool, se place extérieurement à l'embouchure du poêle. Un thermomètre marquant jusqu'à 120 degrés pénètre dans la paroi supérieure.

La maison Collin vient de construire, sur les indications de Navel, un appareil dit *Réothermo* qui peut s'adapter au thermocautère Paquelin, pour application locale d'air chaud.

Burlureau (poudre de).

(Voir stérilisation de l'eau potable.)

Dakin (liquide)

Mode de préparation

La préparation d'une solution de concentration convenable pour être appliquée directement sur les tissus, c'est-à-dire contenant 0,5 à 0,6 0/0 d'hypochlorite de soude, peut se faire très simplement de la façon suivante : 140 grammes de carbonate de soude sec (ou 400 grammes de sel cristallisé) sont dissous dans 10 litres d'eau ordinaire et 200 grammes de chlorure de chaux de bonne qualité y sont ajoutés. Le mélange est bien agité et, au bout d'une demi-heure, le liquide clair est séparé par siphonage du précipité du carbonate de chaux et filtré à travers du coton. On ajoute au filtrat clair 40 grammes d'acide borique, et la solution ainsi obtenue peut être employée directement. Il est important que l'acide borique soit ajouté au mélange après la filtration et jamais avant. Un léger précipité supplémentaire de sel de chaux peut se produire lentement, mais il n'est d'aucune importance. La solution ne doit pas être conservée plus d'une semaine.

Le dispositif nécessaire pour l'humectage intérieur consiste dans un ballon ou une ampoule de 500 centimètres cubes, suspendue à 1 mètre environ au-dessus du lit. Au ballon est adapté un tuyau de caoutchouc et 15 centimètres plus bas est intercalé un goutte-à-goutte de Murphy : un verre-tube placé un peu au-dessus du goutte-à-goutte permet de régler le débit de l'appareil.

Dupuy (Mélange antiseptique) pour injecter dans les drains des plaies :

Alcool 450
Ether 450
Teinture d'iode.......................... 100
Quelques centimètres cubes.

En cas de shock et d'extrême faiblesse, employer le mélange suivant :

Alcool 450
Ether.............................. 450
Camphre.............................. 100

Essences (Pommade des quatre)

Essence d'origan............. } *aa* XV gouttes
Essence de verveine.........
Essence de thym.............
Essence de géranium.........

Cire blanche fondue.......... 5 grammes
Vaseline fondue............. 85 grammes

Contre la phtiriase.

(POLLET, de Lille.)

Gale (Préparations contre la) :

A. — Fleur de soufre................. 100
Carbonate de soude................... 50
Gomme adragante pulvérisée.......... 1
Glycérine.......................... 200

(FOURNIER)

B. — Soufre sublimé................. 10
Carbonate de potasse................ 5
Eau 5
Huile d'amandes douces.............. 5
Axoga.............................. 35

(HELMERICH)

Gelures (pommade contre les), par André Piedallu, pharmacien aide-major de 1re classe.

Suif	90 grammes
Huile de pied de bœuf épurée..	8 grammes
Pétrole	2 grammes

Hémostyl ou sérum frais hemopoiétique du Dr Roussel, Prud'homme, pharmacien, 15, rue Gaillon, Paris).

L'hémostyl est un sérum de cheval recueilli sur un animal saigné fréquemment ; chaque saignée étant effectuée au moment où le cheval est en pleine crise de régénération hématique.

Il est employé dans les anémies profondes, les hémorragies rebelles, les infections, soit en ingestion (6 à 8 comprimés par jour, en deux fois dans un peu d'eau froide), soit en injection (1 à 4 ampoules), soit en pansements ou tamponnements locaux.

Ichtyol.— Huile formée d'hydrocarbures de produits sulfurés, etc., provenant de la distillation de roches bitumineuses ; paraît agir comme kératoplastique dans le traitement des brûlures, engelures, ulcères et plaies.

Colle

Gélatine blanche.....................	35
Oxyde de zinc.........................	25
Glycérine.............................	35
Eau distillée.........................	75
Ichtyol	20

(S'emploie à chaud.)

Pommade

Ichtyol...............................	2
Soufre................................	2
Vaseline	20
Lanoline..............................	20

Injection intra-veineuse

Nous en donnons la technique sommaire pour ceux de nos confrères qui ne sont pas encore familiarisés avec cette pratique.

Le malade doit être étendu, pour prévenir la syncope.

On choisit à l'un des bras une veine bien apparente. Si par suite de l'embonpoint du sujet ou pour toute autre cause, la veine était invisible, il faudrait procéder par dissection.

Seringue en verre, de 10 à 20 centimètres cubes. Aiguille courte (3 cm.), épaisseur 1 mm.), à biseau court (2 mm.).

Asepsie des instruments, des mains, du tégument à piquer.

Serrer le bras modérément, comme pour une saignée, avec un bandeau ou un tube de caoutchouc, un seul tour ; fixer le lien avec une pince hémostatique.

La seringue remplie et montée, l'air en ayant été chassé de bas en haut, procéder à l'injection ; avec la main gauche embrasser l'avant-bras vers le milieu, placer le pouce sur la veine et fixer doucement à la fois la peau, et la veine. Tenir la seringue de façon à se sentir maitre en même temps do l'aiguille, du corps de pompe et du piston, et l'approcher de la veine en lui donnant une direction parallèle avec une très faible obliquité, la polnte étant dirigée vers la racine du membre et le biseau regardant en haut.

Piquer en deux temps : la peau, puis la veine, sans retirer le pouce qui fixe cette dernière. On s'aperçoit que l'aiguille est dans le vaisseau « par la brusque disparition de toute résistance et par l'arrivée d'une trace de sang dans la seringue (Noël Fiessinger.)

Desserrer le bras et terminer l'injection. Si, par erreur, l'aiguille a pénétré dans le tissu cellulaire sous-cutané, on la retire et on recommence ailleurs.

Injection sous-cutanée d'oxygène

Ce traitement est un moyen précieux, parfois héroïque, dans l'anoxhémie, dont les modalités cliniques sont l'anémie la dyspnée et l'insuffisance de la dépuration urinaire, état pathologique souvent observé à la suite d'empoisonnement par les gaz asphyxiants.

Bayeux a fait construire, pour ce traitement, un appareil spécial dit oxygénateur, auquel le Dr Mendel, médecin de l'hôpital auxiliaire de Vaux-le-Vicomte, fait deux reproches : d'abord d'être coûteux, ensuite d'exposer le patient, si certaines précautions ne sont pas observées, aux redoutables surprises de l'embolie graisseuse.

L'aiguille de Bayeux est doublement percée : elle a un orifice terminal et un orifice latéral. C'est l'orifice terminal qui constitue le danger. La pointe de l'aiguille peut piquer la veine, et l'oxygène, surtout si l'orifice latéral s'obstrue, peut pénétrer dans le vaisseau et déterminer une embolie gazeuse.

Assurément on peut conjurer cet accident en faisant l'injection en deux temps, c'est-à-dire en n'injectant l'oxygène qu'après s'être assuré que le sang ne s'écoule pas par le pavillon.

Mais il est préférable d'avoir une seringue uniquement percée d'un orifice latéral, telle que l'a fait construire M. Ramond ou Mendel lui-même, dont le modèle exécuté chez Collin nous paraît être encore plus pratique (1).

A défaut de l'oxygénateur Bayeux, on peut improviser un appareil de fortune avec une bonne aiguille et une soufflerie de thermo-cautère.

On adapte le ballon d'oxygène à la poire aspiratrice ;

1. Gaston Fara, in, *Journal des Praticiens.*

l'aiguille à l'extrémité du tube (celle qui se relie au bouchon), et on insuffle l'oxygène dans le tissu cellulaire sous-cutané (paroi abdominale de préférence). Procéder lentement. Dose moyenne 250 centimètres cubes.

Eau de Javel (en liqueur de Labarraque.)

Le titre de l'eau de Javel livrée par le commerce est malheureusement variable, de 3 à 20 degrés chlorométriques, suivant la quantité de chlore contenu dans un litre.

M. Ed. Bonjean, chef du Laboratoire et membre du Conseil supérieur d'Hygiène publique, a calculé que, pour l'eau de Seine puisée en amont de Paris, il faudrait par mètre cube d'eau environ 50 centimètres cubes d'extrait d'eau de Javel où solution d'hypochlorite titrant au moins 45 grammes de chlore actif par litre (soit 14 degrés chlorométriques), c'est-à-dire qu'avec un litre d'une telle eau de Javel, on peut assainir 20 mètres cubes d'eau, après un contact d'au moins trente minutes.

Leclainche et Vallée (Sérum)

Ce sérum renferme les anticorps correspondants aux agents des diverses inflammations et suppurations : multiples races ou variétés de staphylocoques, de streptocoques, de colibacilles, de pyocyaniques, de protéus, ainsi que divers types d'anaérobiles : vibrion septique, perfringens.

Ce sérum est préparé pour l'armée à l'École vétérinaire d'Alfort, et le Service de santé en met des tubes à la disposition des formations sanitaires.

Lambert (Procédé)

(Voir stérilisation de l'eau potable.)

Lapeyrère (Poudre de)

(Voir stérilisation de l'eau potable)

Lucas-Championnière (Poudre de)

A. — Poudre d'iodoforme
Poudre de quinquina gris
Poudre de benjoin
Poudre de carbonate de magnésie } *aa* 100 gr.
Essence d'eucalyptus 12,50

(Peut s'appliquer directement ou dans des sachets de gaze).

B. — Poudres pour désordoriser l'iodoforme

1. —	Iodoforme	10 gr.
	Café pulvérisé	5 gr.
2. —	Iodoforme	10 gr.
	Camphre	5 gr.

Sérum morphiné

Sérum isotonique	250 cmc.
Chlorhydrate de morphine	0 gr. 01 ou 0 gr. 02

Ponction lombaire

Cette opération, devenue courante et journalière, a été décrite partout. Nous nous bornerons à quelques indications sommaires.

Aiguilles de Tuffier en platine oxydé, de 8 centimètres de longueur, 6/10 de millimètres de diamètre intérieur.

Chercher sur la ligne biiliaque le sommet de l'apophyse épineux de la quatrième vertèbre lombaire, ou ponctionner dans l'espace interépineux sous-jacent.

Le médius gauche étant fixé sur la quatrième vertèbre lombaire, reconnaître avec la pulpe de l'index (de la même main, le sommet épineux de la cinquième). Dès lors, l'espace où se fera la ponction est exactement repéré.

L'aiguille étant fortement tenue entre le pouce, l'index et le médius de la main droite, la ponction se fait, au ras du bord radical du médius, directement d'avant en arrière, perpendiculairement à la peau de la région (A Saïssé, interne du Dr Tuffier).

Noel Fiessinger conseille de fixer avec l'index gauche l'espace interépineux lui-même et de ponctionner là ou au-dessus, en se dirigeant un peu en haut.

La première résistance que l'on rencontre, molle, est celle du tégument interépineux. La seconde résistance exige un effort; on a, tout de suite après, une sensation d'un ligament traversé (ligament jaune).

L'aiguille est alors, en moyenne, à 4 ou 5 centimètres de profondeur. On retire le mandrin et on laisse couler, de 20 à 25 centimètres cubes.

L'anesthésie locale est superflue. L'antisepsie de la peau se pratique avec de la teinture d'iode ou, même avec de l'alcool iodé à 5 0/0 (Sabrazes). Qu'il soit dans la position assise ou dans le décubitus latéral, le patient doit faire le gros dos et être bien maintenu, au besoin par trois aides.

Reclus (Pommade analgésique, hémostatique et antiseptique de)

Antipyrine	0,50
Acide borique	0,30
Salol	0,30
Iodoforme ou iodol	0,10
Acide phénique neigeux	0,10
Sublimé corrosif	0,01
Vaseline	15.

Même pommade simplifiée

Antipyrine	5 gr.
Acide borique	3 gr.
Vaseline	200 gr.

RINGER-LOKE (Sérum de)

Chlorure de sodium...........	9 gr.
Chlorure de potassium........	0 gr. 42
Chlorure de calcium...........	0 gr. 24
Eau distillée..................	1000 gr. 00

Stérilisation de l'eau potable

Formule de BURLUREAUX

I. — Poudre de chaux vive.......	9 parties
Poudre de carbonate de soude	6 parties
Poudre d'alun....	1 partie
II. — Poudre de carbonate de soude	2 parties
Poudre de chaux vive.....	5 parties
Poudre d'alun.............	1 partie

La première formule est réservée aux eaux plus bicarbonatées que sulfatées ; la deuxième, à celles qui contiennent un excès de sulfate.

Dans la pratique domestique on peut procéder ainsi. Soit un broc de 10 litres d'eau. On y met 3 grammes de poudre n° 1, on agite et on goûte.

Si l'eau n'a pas une saveur alcaline, on ajoute un autre gramme et ainsi de suite jusqu'à apparition de la saveur alcaline.

En restant un peu au-dessous du chiffre ainsi trouvé, on aura obtenu la dose maniable.

Procédé LAMBERT

Poudre n° 1 :

Permanganate de potassium.....	0 gr. 08
Carbonate de sodium, sec.......	0 gr. 10

Poudre n° 3 :

Sulfate manganeux sec.........	0 gr. 048
Sulfate d'aluminium...........	0 gr. 108

Pour un litre d'eau.

On fait dissoudre d'abord le mélange n° 1, on agite pour obtenir une solution homogène et on laisse en contact 10 minutes. On ajoute ensuite le mélange n° 2, on agite: il se forme aussitôt un précipité gélatineux très dense qui emprisonne les spores qui n'ont pas été détruites par le permanganate de potassium.

Il n'y a plus qu'à filtrer sur du coton hydrophile pour obtenir une boisson limpide, incolore, de saveur ordinaire.

Poudre de LAPEYRÈRE, *dite alumine calcaire.*

Permanganate de potassium.........	3 gr.
Alun de soude sec, pulvérisé.........	10 gr.
Carbonate de sodium sec, pulvérisé...	9 gr.
Chaux de marbre..................	3 gr.

(1 gr. de mélange stérilise 4 litres d'eau après en contact de 40 minutes. Le permanganate en excès est détruit par la filtration à travers la ouate de tourbe.)

Série des comprimés VAILLARD.

1° Comprimés bleu :

Iodure de potassium....	1 gr.
Iodate de sodium.......	0 gr. 156
Bleu de méthylène......	Quantité suffisante pour colorer

2° Comprimé rouge :

Acide tartrique.........	1 gr.
Sulfo-fuchine...........	Quantité suffisante pour colorer

3° Comprimé blanc :

Hyposulfite de sodium desséché. Quantité correspondante à l'hyposulfite cristallisé. 1 gr. 16

Wurtz (Formules de) contre les puces.

Pommade :

Vaseline	90 gr.
Camphre	10 gr.
Essence de lavande ou de citronnelle.	4 gr.

Liniments :

1. — Essence de térébenthine	15 gr.
Huile d'œillette	85 gr.
2. — Essence de térébenthine	15 gr.
Essence d'eucalyptus	10 gr.
Huile camphrée	75 gr.

FORMULAIRE THERMAL

LISTE DES STATIONS THERMALES OU PEUVENT ÊTRE ENVOYÉS EN TRAITEMENT LES MILITAIRES MALADES OU BLESSÉS ET INDICATIONS MÉDICALES DE LEURS EAUX

La circulaire du ministre de la Guerre, du 6 juin 1915, dit en propres termes :

« Un certain nombre de militaires des armées de terre et de mer présentent des séquelles de blessures ou de maladies contractées au cours et par le fait des opérations de la guerre actuelle et dont un traitement hydrominéral pourrait favoriser la guérison ou tout au moins l'amélioration. »

Le ministre informe la Direction du Service de santé de la décision qu'il a prise de recourir dans ce but à un grand nombre de stations d'eaux minérales, « en utilisant dans chacune d'elles, pour hospitaliser les militaires justiciables du traitement hydrominéral, une partie des formations sanitaires qui y sont organisées ».

En conséquence, les médecins intéressés sont avisés qu'ils pourront adresser des demandes concernant l'évacuation des militaires sur ces stations.

Ces propositions ont-elles été aussi nombreuses qu'il était permis de le prévoir? Nous nous permettons d'en douter.

Aussi croyons-nous utile de rappeler à nos confrères qu'ils ont le droit de faire profiter d'une cure thermale les malades qu'ils soignent dans les formations sanitaires et voulons-nous, en publiant la liste des stations désignées par la circulaire ministérielle, les inviter à user plus largement de ce droit.

Liste des stations hydrominérales arrêtées par le Service de santé.

(Les indications entre parenthèse sont empruntées aux travaux des Drs Garrigou et Sellier, professeurs d'Hydrologie, ou a *l'Index médical* publié par le Syndicat général des médecins des stations thermales de France.)

IVe RÉGION

Bagnoles-de-l'Orne (Orne). — Eaux faiblement minéralisées : *a*) chlorurées sulfatées sodiques, silicatées, azotées, thermales ; *b*) ferrugineuses, froides.

Indications. — Affections veineuses.

VIIe RÉGION

La Mouillère-Besançon (Doubs). — Eaux chlorurées, sodiques fortes, bromurées, thermales.

Indications. — Arthropathies chroniques, trajets fistuleux, cals volumineux.

VIIIe RÉGION

Bourbon-Lancy (Saône-et-Loire). — Eaux chlorurées sodiques, bicarbonatées mixtes, iodurées, arsenicales, hyperthermales.

Indications. — Séquelles du rhumatisme articulaire aigu, arthropathies chroniques, raideurs articulaires, névrites, névralgies. Eaux sédatives et reconstituantes (affections chroniques du cœur).

Saint-Honoré-les-Bains (Nièvre). — Eaux sulfurées sodiques. arsenicales, thermales.

Indications. — Séquelles des affections respiratoires. Eaux cicatrisantes.

XIIe RÉGION

Evaux-les-Bains (Creuse). — Eaux sulfatées sodiques, thermales et hyperthermales.

Indications. — Séquelles articulaires du rhumatisme articulaire aigu, arthropathies chroniques, névrites. Eaux sédatives.

XIIIe RÉGION

Bourbon-l'Archambault (Allier). — Eaux chlorurées sodiques, bicarbonatées mixtes, iodurées et arsenicales.

Indications. — Séquelles du rhumatisme articulaire aigu, arthropathies chroniques, raideurs articulaires, névrites, cicatrices avec névralgies rebelles. Eaux sédatives.

La Bourboule (Puy-de-Dôme). — Eaux arsenicales, bicarbonatées et chlorurées.

Indications. — Séquelles des affections pulmonaires aiguës, anémies. Eaux reconstituantes. (Dermatoses, paludisme.)

Chatel-Guyon (Puy-de-Dôme). — Eaux thermales chlorurées sodiques et magnésiennes, bicarbonatées mixtes.

Indications. — Séquelles des affections gastro-intestinales. Eaux reconstituantes.

Le Mont-Dore (Puy-de-Dôme). — Eaux thermales bicarbonatées ferrugineuses et fortement siliceuses.

Indications. — Séquelles des affections pulmonaires aiguës. Eaux sédatives.

Néris (Allier). — Eaux hyperthermales simples.

Indications. — Séquelles du rhumatisme articulaire aigu, névrites, arthropathies chroniques, plaies atoniques. Eaux sédatives.

Chaudes-Aigues (Cantal). — Eaux carbonatées sodiques, hyperthermales.

Indications. — Arthropathies chroniques, névrites,névralgies.

Royat (Puy-de-Dôme). — Eaux thermales, alcalines, gazeuses, chlorurées sodiques, ferro-arsenicales, lithinées.

Arthropahties chroniques ; lithiase biliaire et rénale. Anémie des convalescents des maladies graves ou infectieuses. Séquelles des maladies du tube digestif. Eaux reconstituantes.

Vichy (Allier). — Eaux bicarbonatées sodiques fortes, thermales et froides.

Indications. — Séquelles des affections aiguës gastro-intestinales, entérites chroniques, lithiase biliaire, paludisme, Eaux sédatives. Par sa thermalité élevée et ses moyens physiothérapiques, convient aussi aux séquelles rhumatismales, aux arthropathies chroniques.

XIVe RÉGION

Aix-les-Bains (Savoie). — Eaux sulfurées calciques, thermales.

Indications. — Séquelles du rhumatisme articulaire aigu, névralgie, névrites, lumbago, torticolis, arthropathies chroniques, raideurs articulaires, troubles trophiques cutanés, eaux cicatrisantes. Par l'eau de Marlioz, sulfureuse alcalique iodurée, la station d'Aix-les-Bains convient aux affections chroniques non tuberculeuses des voies respiratoires.

Uriage (Isère). — Eaux chlorurées sodiques, sulfureuses temperées.

Indications. — Séquelles des affections pulmonaires. Eaux reconstituantes et cicatrisantes.

XVIe RÉGION

Amélie-les-Bains (Pyrénées-Orientales). — Eaux sulfurées sodiques thermales et hyperthermales.

Indications. — Arthropathies chroniques, névralgies, atrophies musculaires. Plaies atoniques. Eaux cicatrisantes.

Lamalou-les-Bains (Hérault). — Eaux bicarbonatées mixtes, thermales.

Indications. — Séquelles rhumatismales, névralgies, névrites, plaies atoniques. Eaux sédatives. (Affections chroniques de la moelle.)

Balaruc-les-Bains (Hérault). — Eaux chlorurées, sodiques, chaudes.

Indications. — Artropathies, séquelles rhumatismales, syndromes douloureux d'ordre névralgique ou névritique, plaies atoniques. Eaux reconstituantes et cicatrisantes.

XVIIe RÉGION

Ax-les-Thermes (Ariège). — Eaux sulfurées sodiques, thermales et hyperthermales.

Indications. —Affections du nez, de la gorge et des oreilles.
Indications. — Séquelles du rhumatisme articulaire aigu, arthropathies chroniques, raideurs articulaires, plaies atones.

Barbotan (Gers). — Eaux sulfurées sodiques, thermales, boues.

Indications. — Arthropathies chroniques, raideurs articulaires, névralgies. Eaux sédatives.

Luchon (Haute-Garonne). — Eaux sulfydratées, sulfurées sodiques.

Indications. — Sequelles du rhumatisme articulaire aigu, arthropathies chroniques, raideurs articulaires, rétractions tendineuses, atrophies musculaires, plaies atoniques, séquelles pulmonaires non tuberculeuses. Eaux cicatrisantes. (Nez, gorge, oreilles.)

XVIIIe RÉGION

Argèles-Gazost (Hautes-Pyrénées). — Eaux sulfurées chlorurées et bromo-iodurées. (Station climatérique, Voies respiratoires.)

Indications. — Plaies atoniques. Eaux cicatrisantes.

Bagnères-de-Bigorre (Hautes-Pyrénées). — Eaux sulfurées calciques magnésiennes.

Indications. — Séquelles rhumatismales, plaies atoniques, anémies, sequelles des affections gastro-intestinales, affections chroniques non tuberculeuses des voies respiraroires : Eaux sédatives (Algies, nervosisme, neurarthritisme).

Barèges (Hautes-Pyrénées). — Eaux sulfureuses sodiques, thermales.

Indications. — Séquelles du rhumatisme articulaire aigu, arthrites chroniques, rétractions, affections profondes des os, suites de fractures consécutives ou de pénétration de corps étrangers. Eaux cicatrisantes (Plaies par armes à feu, insuffisamment guéries).

Beaucens (Hautes-Pyrénées). — Eaux chlorurées sodiques et bromo-iodurées.

Indications. — Séquelles rhumatismales, névrites. Eaux sédatives (Sciatiques).

Cauterets (Hautes-Pyrénées). — Eaux sulfurées sodiques thermales et hyperthermales.

Indications. — Catharre chronique de la gorge et des voies respiratoires, plaies atoniques. Eaux cicatrisantes. (Atonie digestive. Dermatoses torpides. Rhumatismes.)

Dax (Landes). — Eaux sulfatées calciques, ferrugineuses, hyperthermales, boues.

Indications. — Séquelles du rhumatisme articulaire aigu, arthropathies chroniques, raideurs articulaires. Eaux sédatives.

Eaux-Bonnes (Basses-Pyrénées). — Eaux sulfatées magnésiennes.

Indications. — Affections non tuberculeuses des voies respiratoires, surtout des formes catharrales. (Anciennes blessures par arme à feu.)

Loures-Barbazan (Hautes-Pyrénées). — Eaux sulfatées magnésiennes.

Indications. — Eaux sulfatées calciques, mixtes, hyperthermales, séquelles des affections du tube digestif (Paludisme).

Préchac (Landes). — Eaux sulfatées calciques, mixtes, hyperthermales.

Indications.— Arthropathies chroniques, plaies atoniques. Eaux sédatives. (Névrites.)

Salles-de-Béarn (Basses-Pyrénées). — Eaux chlorurées bromo-iodurées fortes sodiques froides,

Indications. — Arthropathies chroniques, raideurs articulaires, plaies atoniques. Eaux reconstituantes.

XXe RÉGION

Bourbonne-les-Bains (Haute-Marne). — Eaux chlorurées sodiques et sulfatées calciques thermales.

Indications. — Séquelles du rhumatisme articulaire aigu, arthropathies chroniques, névrites, névralgies, paludisme.

Ces diverses stations sont ouvertes toute l'année, à l'exception de la Bourboule, Châtel-Guyon, Royat, Balaruc, Barèges, Cauterets, Eaux-Bonnes, qui ne reçoivent pas de militaires en traitement thermal pendant l'hiver.

TABLE DES MATIÈRES

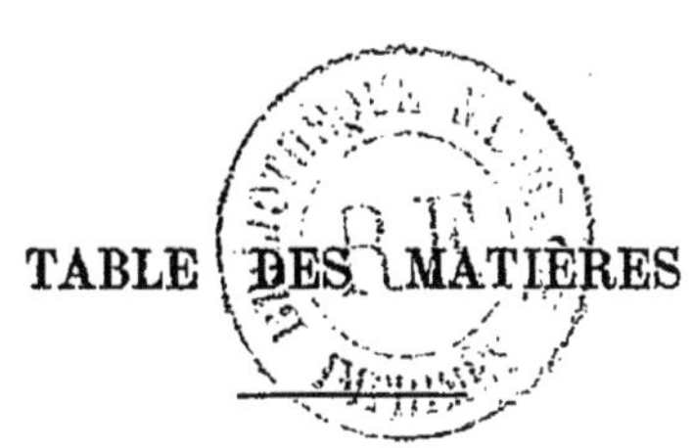

Pages

Chapitre Premier

Plaies de guerre

Chapitre II

Grandes complications infectieuses

Chapitre III

Désordres organiques ou fonctionnels déterminés par l'action de l'air et des gaz

Chapitre IV

Affections fréquemment observées dans les tranchées

Chapitre V

Maladies épidémiques

Chapitre VI

IMP. JOUVE ET Cie, 15, RUE RACINE, PARIS. — 3027-16

www.ingramcontent.com/pod-product-compliance
Ingram Content Group UK Ltd.
Pitfield, Milton Keynes, MK11 3LW, UK
UKHW021112200726
13857UKWH00003B/1195

9 782012 931503